私のお産

いのちのままに産む・生まれる

市川きみえ
ICHIKAWA KIMIE

幻冬舎 MC

[illegible]

[illegible]

[illegible]

私のお産

―いのちのままに産む・生まれる―

目次

はじめに …… 7

第1章 出産選択の過去と現在 …… 19

第1節 プライベート出産という選択 …… 20

1 コロナ禍の出産 …… 20

2 近年の出生動向 …… 22

3 「プライベート出産」とは …… 26

4 出産選択の二極化をめぐる疑問 …… 30

第2節 分娩介助者の歴史と無介助分娩 …… 33

1 産婆の歴史と無介助分娩（終戦まで） …… 33

2 出産習俗の変遷（近代から1980年頃まで） …… 36

3 出産が施設化した時代の無介助分娩（戦後から1980年代まで） …… 39

4 無介助分娩の増加と助産所の衰退（1990年代から現代まで） …… 44

第3節　プライベート出産はなぜ顕在化してきたのか　48

第2章　プライベート出産の動機　51

第1節　プライベート出産の実際　52
第2節　プライベート出産体験者の動機の語り　58
1　すべての出産をプライベート出産した人たちの動機　58
自然の摂理を重視していたA・Aさん　58
初診時に病院出産への疑問を感じたA・Cさん　60
医療者から受けた対応に疑問を持ったA・Fさん　61
産み方の思想が確立していたA・Hさん　64
2　病産院での出産後にプライベート出産した人たちの動機　65
プライベートな環境を重視したC・Aさん　65
反復帝王切開を回避したC・Bさん　67
出産時の長時間の移動を回避したC・Cさん　70
自分で産むという意識を重視したC・Dさん　71
医療介入の回避と開業助産師不在により選択したC・Eさん　73

3　助産所での出産後にプライベート出産した人たちの動機……76
病院と助産所での出産体験から自律した出産を希望したD・Aさん……76
助産所での出産体験からより自由な出産を希望したH・Cさん……79
第3節　プライベート出産選択の動機から浮き彫りになる現代の出産環境……80
第3章　プライベート出産体験……87
第1節　妊婦健康診査の受診状況と出産経過……88
1　妊婦健康診査の受診頻度と受診の目的……88
2　出産経過……89
第2節　プライベート出産体験の語り……93
生活の営みの中で行う出産に意味を見出したA・Cさん……94
子どもとの愛着形成につながる体験となったC・Aさん……96
わが子の生まれ出る力を感じ取ったD・Aさん……99
ひとりで産むことで産んだ実感を得たH・Aさん……101
至福な出産体験となったH・Bさん……103
帝王切開後のプライベート出産で家族愛を語ったC・Bさんの夫……106

逆子のプライベート出産により人生観が変容したC・Dさんの夫 …… 108
医療者との関係性を重視するようになったA・Hさん …… 110
第3節　プライベート出産を成す意味 …… 112
1　心理的な豊かさを得る …… 113
産む力と生まれる力の体感 …… 113
至高体験 …… 115
2　母子の愛着と家族の絆の強化 …… 116
3　ライフスタイルの重要性の再認識 …… 118
第4節　プライベート出産体験者の望む出産環境 …… 120
第5節　女性の出産の選択権と安全性を保障する医療とは …… 122
第4章　産み方の選択が保障されるために　―北海道の出産環境から考える― …… 125
第1節　自然出産を望む女性の出産選択の困難さ …… 126
第2節　北海道の出産環境とプライベート出産 …… 128
1　北海道の出生動向 …… 128
2　プライベート出産を行った経過 …… 134

3　助産所の衰退とその原因　139
出産施設の集約化　139
医療法第19条の改正　141
ガイドライン　143
4　自宅出産を扱う開業助産師の現状　144
分娩を扱える地域の制限　145
嘱託医問題などによる存続の危機　148
第3節　プライベート出産希望者への医療関係者の対応　151
1　保健師による緊急時の連携体制の構築　151
2　医師によるプライベート出産希望者への安全対策　155
第4節　安心・安全な出産を選択できる出産環境の構築をめざして　157
第5節　コロナ禍での出産選択への期待　160
おわりに　163
文献　173

はじめに

はじめに

あなたは、いつどこで誰の立会いのもとに生まれましたか？

昭和の中頃までに生まれた方なら、自宅でお産婆さんに取り上げてもらったかもしれませんね。お父様は、お兄様やお姉様と襖の向こうで聞き耳を立てあなたのうぶ声を待っていたのでしょうか。お祖母様は、お母様を傍で励ましながら出産を見守っておられたかもしれません。

昭和の終わり頃に生まれた方なら、病院や産院で医師か助産婦さんの手で生まれたでしょうか。お父様やお兄様・お姉様、お祖父様・お祖母様たちは、ご自宅や分娩室の前などで、ひたすらあなたの誕生を待たれていたものと思います。

平成に生まれた方には、病院や産院でお父様の立会いのもとに生まれた方も多いと思います。

あなたは、いつどこで誰の立会いのもとどのような出産をしましたか？

その体験はどのようなものでしたか？

自分らしい納得のいく出産ができましたか？

では、あなたは、いつどこで誰の立会いのもとにどのような出産をし、どのように新しいいのちを迎えたいですか？

それはなぜですか？

そしてその希望は叶えられそうですか？

これまでに何度か出産している方なら、その体験をもとにいろいろな希望が浮かぶでしょう。逆に、まだ出産を経験していない方の中には、そんなことはこれまで考えてみたことなどないと思う方も多いかもしれません。

実際に妊娠すると、必ず産み場所の選択を迫られます。さまざまな思いや考えの中から、例えば、「医療の整った病院で産みたい」、「地域で評判のクリニックで産みたい」、あるいは「家庭的な雰囲気の助産院で産みたい」、「自宅で家族と一緒に産みたい」などといった希望が浮かび、最終的には実現可能な選択をしていくことになると思います。

産み方は生き方そのものです。そして、出産体験は育児やその後の人生に大きく影響します。ですから、私は女性にとって産み方の選択は重要で、何より本人の意志が尊重される必要があると考えています。そして、一人でも多くの女性たちに豊かな出産を体験していただけることを願っています。

これから出産する人は、出産を人任せ、医療者任せにせず、どのような出産を望むのか、しっかり自分でそしてパートナーなどご家族とともに考え、選択してください。

そしてそのためには、出産に関わる皆様に、妊産婦の声を聞き、本人の選択が叶うようサポートしていただけることも重要です。

私は助産師です。助産師人生は気づくと35年余りの年月が経っています。この間、助産師として、一人の女性として、さまざまな経験を積み重ね、いろいろな角度から出産をみて、そして考えてきました。このみるとは、「見る（単に見る）」、「観る（じっくり観察する)」、「診る（診察する)」、「看る（ケアする)」、「視る（調査する)」すべてを含みます。そしてその中で、人は自分がどのようにして生まれ、どのようにわが子の誕生を迎えるか、それが心身の健康に、そして人生に大きく影響することを実感してきました。

大阪府下の診療所に勤務し、日夜出産に関わっていたある日、第1子と第2子の出産に立会わせていただいたある母親が、第2子の出産後に湧きあがる幸福感を抑えきれない様子でこう言われました。

「本当は言っちゃいけないことかもしれないけど、(出産して）女に生まれて本当に良かったと思います。お産ほど女に生まれて良かったと思える経験はないですよね。女に生まれて何よりも幸せを味わえるのがお産。女に生まれなかったらこんな幸せな体験はできないでしょ」

女性として生まれて良かったと思えるほどに幸福感で満たされる至福の出産体験、その感覚は、3人の子どもを産んだ私には、とてもよくわかります。そして、一人でも多くの女性にこういう至福の出産を体験してほしいと思い、助産ケアに勤しんでいました。ですからこれは大変嬉しいお話でした。なのにその母親は、それほどまでに幸せな出産体験を言ってはいけないことと前置きして話されたのです。なぜそう思っていたのか、理由を問いませんでしたので、今もなお本意はわかりません。けれども、おそらく出産は一般的に痛くて辛いものだと思われていて、実際に多くの女性が辛い体験をしている中で、自慢気に話すものではないとの配慮ではないかと思っています。

もどかしさを感じながら、長きにわたりこのことは心の中に留めてきたのですが、コロナ禍の今、当時よりその言葉の重みを強く感じるようになってきました。それは、私は、出産は女性がいのちをつなぐ営みであり、あえて誰も言わなくとも、いのちをつなぐ行為をとおして女性が至福感を味わうことは、人類が誕生した太古から生物として普遍的なこと、そしてこの普遍性をつないでいくことが、社会にとってとても重要なことだと思っているからです。しかし、出産が医療の管理下にあることを前提とするわが国では、いのちをつなぐ営みの本質の追究などは、蚊帳の外に追いやられた状態となっています。感染を防ぐため、妊婦は自由に外出することもできず不安な毎日を過ごしています。出産を予定していた病院が分娩の取り扱いを休止し、出産間際に産み場所探しを迫られる妊婦もいるようです。出産時には家族の立会いや面会は望めません。そういったことが影響し妊婦や産後の母親の「うつ」が急増しています。母親の精神状態は育児に影響しますので、子どもの虐待が増加しないか気になります。不穏な社会で産み控えも起こっているようです。さらに少子化は加速するでしょうし、これから日本はどうなっていくのかと、危機感が増す一方です。

出産が、「痛い」ものであることは否定しません。女性に生まれて良かったと思うほどに至福な出産を体験した母親たちも、痛みは経験していると思います。ですからこの至福の体験は、言葉で説明してもうまく伝わりません。私は現在助産師教育に携わっていますが、授業で学生に出産は「楽しい」、「気持ち良い」ものだと言うと、学生たちは首を傾げ、そして懐疑的な眼差しを向けます。しかし、学生たちは実習で産婦と関わり自分の行ったケアに対する反応を見ることで経験的に理解していきます。出産が生活とは別の場で行われるようになったことで、女性は一度自分が経験するまで、出産がどういうものか実際に見たり感じたりする機会はありません。そして至福の体験は隠し事として語り継いでこられなかったことで、出産はますます怖いものと捉えられ、医療に管理されることが安全・安心と考えられるものとなったように思います。

北海道の雄大な自然に魅了されていた私は、２０１１年に長い臨床経験を経て大阪から北海道に移住し大学教員となりました。自然出産を伝えるには、自然豊かな北海道が最適と思っていたからです。ところが、北海道では出産施設が偏在し、女性が出産場所を選べる環境にはなく、移動に1時間、2時間かかる病院で出産するのは珍しいことではないという状況に驚きました。そして、出産は車中分娩（移動中の出産）を避けるために、予定日前から入院し、誘発分娩が行われることも知りました。

北海道の出産環境を知り驚いていたある日、「自宅出産した」という女性に出会いました。近所に住むその女性は、私が自然出産を推奨する助産師だと知って自宅出産したことを話してくださったのですが、彼女にとってその出産は、3年間家族以外の人に話せない秘密の（言ってはいけない）体験でした。その自宅出産は第4子を家族だけで出産したというもので、第1子の出産時に不本意な医療介入を受けたことが動機の一因になっていました。第1子の出産後に出産に関するさまざまな書物を読み、自然出産と出生直後の母子接触が大事とわかり、自分のペースで産んで、生まれたわが子をへその緒がついたままますぐ抱っこしたいと考えていました。しかし、それを実現するには、自宅で家族と出産するしかなかったのです。不必要な医療介入を避け、出生後すぐに母子接触することは、北海道に移住する前に大阪の診療所で助産実践として重視し、長きにわたり取り組んでいたケアです。なぜ彼女が出産した病産院でできなかったかはわかりませんが、その女性に出会い、自然出産を望む女性が施設で自分の望む出産ができない環境下では、意図的に無介助分娩（医師も助産師も立会わない出産）が行われることがあると知りました。医療者側に少しでも妊婦の思いを訊き、それに応えようとする姿勢があれば、彼女が無介助分娩を選択することはなかったのではないかと思い、ショックでした。また、彼女にとっては私が初めて語れる相手であったこと、すなわち自分で選択し、子どもとの愛着につながる幸せな出産を体験されたのに、罪を犯したかの如くに隠し過ごしてこられていたことがショックでした。自分が行った無介助分娩は社会に反する行動と認識し、他人に知られるのが怖かったようなのです。

そして、さらに自然出産により得られる満足のいく幸せな出産体験、お産の喜びを語り継ぐことの困難さも感じました。

次代を担うのはこれから生まれてくる子どもたちです。女性の出産体験は育児につながり、そして育児は子どもの成長に影響します。ですから一人でも多くの女性の出産が「楽しい」、「気持ち良い」幸せな体験となることはとても重要です。

女性にとっての至福の出産体験を伝えるために、それまで心理学や哲学的思想の視点で研究を進めてきた私は、このことを知り、さらに研究を深めるために奈良女子大学大学院人間文化研究科博士後期課程に進みました。そして、文化人類学や社会学の視点で出産する側の立場に立って意図的に行われる無介助分娩を調査し、女性の出産選択を保障するための政策課題を見出すべく研究に着手しました。そして本書は一般向けの書物として、博士論文に新たなデータを加え大幅に修正し著しました。

本書は、意図的・計画的に行われる無介助分娩を「プライベート出産」と定義し、体験者にインタビューした内容を中心に記しました。しかし、プライベート出産を推奨するものではありません。そして、病産院の出産を否定するものでもありません。体験者の声をとおして浮き彫りになった現代の日本の出産環境の諸問題に対し、「女性が安全かつ快適で満足できる出産を選択し、その選択を保障するための出産環境の構築を目指す」ことを目的としています。

近年、医師不足や出生数の減少により、出産できる施設が減少しています。また、病院では混合病棟が増え、助産師は産科以外の看護師業務に追われ助産師業務に集中できない状況に置かれています。そして、助産所は減少の一途をたどっています（詳細は本文で示します）。さらにコロナ禍の今、感染対策も加わり、出産環境は大きく変化しています。現場の医師も助産師も、女性により安全で快適な出産を支援すべく、日夜試行錯誤しながら取り組んでおられることでしょう。

これから出産を希望する人たちはもちろんのこと、すでに出産を終えた方々や男性の皆様、そして、医師、助産師、保健師、看護師など、妊産婦や育児に関わる専門職の皆様に、共にこの問題を考えていただけるよう願っています。

第1章　出産選択の過去と現在

第1節　プライベート出産という選択

1　コロナ禍の出産

本書の執筆を始めた2020年は、世界中が新型コロナウイルスという未知のウイルスとの闘いの年となりました。感染予防のために国民の生活は一変しました。「マスク」（の着用）、「三密」（を避ける）、「ソーシャルディスタンス」（を保つ）、が常識的な生活様式となりました。医療崩壊の防止と経済活動の両立を図るため、「ウイズコロナ」という考えのもとに、政府は、刻々と変わる感染状況に対応すべく政策を進め、国民の生活が、医療が、国の政策に大きく左右されることを改めて思い知らされた年でもありました。

新型コロナウイルスの感染拡大防止対策で、医療機関では外来者が制限されることになり、お産の現場も変わりました。病院や診療所といった出産施設（以下これを「病産院」と呼びます）では、入院中の面会のみならず、家族の立会い出産が制限されました。

里帰り出産も制限されています。感染防止のために必要な対策とはいえ、出産は、女性にとって人生で最大ともいうべき大仕事で、家族にとっても新たな家族の誕生という一大事です。そういったときに、女性は家族から切り離され隔離された場所で子どもを産み、産後の数日間を過ごすのです。どんなに心細く、不安なことでしょう。女性自身が望み、あるいは家族の事情というのではなく、出産するほとんどの女性が、決まり事として、なかば強制的にそういう状況に追いやられたことがもどかしくてなりません。これまで妊娠中、出産後の女性の１割程度だった「うつ」は３倍に増え、３割が「うつ」のおそれがあると報告されています。[1]母親の精神的健康は育児に影響しますので、育ちゆく子どもたちの発育・発達が気になります。

新型コロナウイルスの影響で医療崩壊が叫ばれていますが、感染者を受け入れるため、あるいは院内感染の発生により、分娩の取り扱いを休止した病院が数々あります。そのことで、妊婦は病院を追い出され、新たに産み場所を探さなければならない事態となったのです。助産師は看護師資格を持ちます。総合病院などでは産科病棟で助産師業務を行っていた助産師が、看護師として感染者の対応にあたることを余儀なくされたということも聞いています。助産師は妊産婦に寄り添う機会が奪われているのです。見えないところでどんどんと出産環境は大きく変化しています。近年、分娩の取り扱いを止める病院が相次いでいますが、コロナ禍で加速するかもしれません。

2　近年の出生動向

現在、わが国ではほとんどの女性が医療の管理のもと、病産院で出産しています。厚生労働省の人口動態統計調査[2]では、出生場所は「病院」、「診療所」、「助産所」、「自宅」、「その他」に分類されています。「病院」、「診療所」は医師が医業を行う場所で、「病院」は20床以上の病床を有し、「診療所」は19床以下の病床を有するもしくは病床を持たない医療施設、そして「助産所」は助産師が助産師業務を行う場所です。なお、「助産所」は「〇〇助産院」という名称で開設されているところが多く、一般的には〝助産院〟と呼ばれていますが、本書ではインタビューの語り以外は「助産所」で統一します。

この人口動態統計をもとに、１９９５年以降の出生場所の動向を表１に示します。

日本の少子化は加速しています。出生数は、２０１６年に初めて１００万人を割り97万６９７８人となり、２０１９年は86万５２３９人でした。これから親になっていく世代の人たちが生まれた１９９５年の出生数１１８万７０６４人と比較すると、２０１９年は３割近くも減少しています。さらに、２０２０年は新型コロナウイルスによる産み控えが懸念されていました。厚生労働省[3]は、２０２０年の１月から10月までの妊娠届出数について、２０１９年の同期間の数と比較し、５・１％減少していることを報告しています。

少子化にはさまざまな原因が考えられ、これまでいろいろな政策が打ち出されてきました。しかし今やこのような事態となっています。私は常日頃から「子どもが生まれない社会に未来はない」、「少子高齢化がどんどんと進んでいく日本の未来は誰が支えていくのだろう」と日本社会を憂えていたところでした。

２０１９年の出生場所を見ると、出生数86万５２３９人の内、「病院」47万６２４０人（55・０％）、「診療所」38万３４７２人（44・３％）と、病産院で99・３％の出産が行われています。正常産のみを扱い医療介入の行われない「助産所」での出生は、４２３８人（０・49％）。そして「自宅」での出生は９７６人（０・11％）、「その他」の場所での出生は３１３人（０・04％）と、施設外（「自宅・その他」）での出生は、合わせて１２８９人（０・15％）でした（表１）。

医療の介入する出産として代表的な帝王切開は、日本では増加しています。帝王切開率[4]は、1990年は病院11・2％、診療所8・3％だったところが、2017年には病院25・8％、診療所14・0％となっており、現在は全体でおよそ20％が帝王切開による出産です。また、出産方法の選択のひとつとして、薬剤によって陣痛の痛みを緩和して出産する「無痛分娩」が注目され、これも、2007年2・6％（推計）だったところが、2014年4・6％、2015年5・5％、2016年6・1％と年々増加しています。[5]

そして、不妊治療も進み、2018年に体外受精による妊娠で生まれた子どもは5万6979人と、約15人に1人が体外受精による出生です。[6]

一方で、2019年に病産院以外の医療の管理下にない場所、すなわち「助産所」と「自宅・その他」の場所で出産した女性は、全国でたった5527人（0・64％）でした。2年ほど前に、女子大の1〜2年生を対象（看護学科のみではない）としたある授業で、出産するならどこで産みたいと思うかと質問したことがあります。ほとんどの学生が、「病院以外に産めるところがあるのですか？」という反応でした。今や、これから出産年齢を迎える若い女性たちには、「助産所」はその存在を知られていないようですし、「自宅」で産むなど全く考えられないことのようでした。存在を知らなければ選択の余

表1　全国の出生場所および無介助分娩の動向

年	総数	出生場所別								無介助分娩	
		病　院		診療所		助産所		自宅・その他			
1995	1,187,064	647,430	54.5%	526,791	44.4%	11,138	0.94%	1,705	0.14%	308	0.026%
1996	1,206,555	652,419	54.1%	540,426	44.8%	11,691	0.97%	2,019	0.17%	329	0.027%
1997	1,191,665	645,361	54.2%	532,418	44.7%	11,845	0.99%	2,041	0.17%	366	0.031%
1998	1,203,147	651,323	54.1%	537,752	44.7%	11,932	0.99%	2,140	0.18%	326	0.027%
1999	1,177,669	634,300	53.9%	529,743	45.0%	11,372	0.97%	2,254	0.19%	362	0.031%
2000	1,190,547	639,067	53.7%	537,980	45.2%	11,353	0.95%	2,147	0.18%	276	0.023%
2001	1,170,662	620,849	53.0%	536,055	45.8%	11,492	0.98%	2,266	0.19%	282	0.024%
2002	1,153,855	603,914	52.3%	536,280	46.5%	11,407	0.99%	2,254	0.20%	275	0.024%
2003	1,123,610	586,000	52.2%	524,118	46.6%	11,190	1.00%	2,302	0.20%	283	0.025%
2004	1,110,721	575,138	51.8%	521,998	47.0%	11,289	1.02%	2,296	0.21%	280	0.025%
2005	1,062,530	545,766	51.4%	503,579	47.4%	10,676	1.00%	2,509	0.24%	270	0.025%
2006	1,092,674	555,648	50.9%	523,539	47.9%	10,872	0.99%	2,615	0.24%	252	0.023%
2007	1,089,818	553,401	50.8%	523,199	48.0%	10,610	0.97%	2,608	0.24%	277	0.025%
2008	1,091,156	557,967	51.1%	520,693	47.7%	9,968	0.91%	2,528	0.23%	293	0.027%
2009	1,070,035	552,430	51.6%	505,534	47.2%	9,597	0.90%	2,474	0.23%	295	0.028%
2010	1,071,304	555,277	51.8%	504,257	47.1%	9,533	0.89%	2,237	0.21%	269	0.025%
2011	1,050,806	546,361	52.0%	493,556	47.0%	8,932	0.85%	1,957	0.19%	298	0.028%
2012	1,037,231	546,793	52.7%	480,262	46.3%	8,282	0.80%	1,894	0.18%	272	0.026%
2013	1,029,816	548,744	53.3%	471,419	45.8%	7,959	0.77%	1,694	0.16%	246	0.024%
2014	1,003,539	536,279	53.4%	458,250	45.7%	7,393	0.74%	1,617	0.16%	310	0.031%
2015	1,005,677	539,939	53.7%	457,427	45.5%	6,885	0.68%	1,426	0.14%	263	0.026%
2016	976,978	530,172	54.3%	439,371	45.0%	5,968	0.61%	1,467	0.15%	298	0.031%
2017	946,065	514,590	54.4%	424,728	44.9%	5,410	0.57%	1,337	0.14%	283	0.030%
2018	918,400	505,803	55.1%	406,448	44.3%	4,879	0.53%	1,270	0.14%	330	0.036%
2019	865,239	476,240	55.0%	383,472	44.3%	4,238	0.49%	1,289	0.15%	296	0.034%

出典：厚生労働省人口動態統計　表の作成：筆者　　（人，％）

※無介助分娩は立会い者「その他」の数

地はありません。なお、コロナ禍で自由に立会い者を選んで出産することが可能なのは、こういった場所での出産です。

コロナ禍による出産環境の変化は、今後の日本社会にどのような影響がおよんでいくのでしょうか。

3 「プライベート出産」とは

病産院で医療が管理・介入する出産が増加する中、自然出産を望み、意図的・計画的に医師や助産師といった専門家の立会わない環境で、家族や知人と出産する人たちが存在します。医師や助産師の立会わない出産は、日本では一般的に「無介助分娩」と呼ばれる出産です。

私は2011年に北海道に移住し、初めて無介助分娩の体験者に出会いました。北海道は、広大な地理的条件の中で出産施設が偏在し、妊婦が片道1時間以上かけて妊婦健康診査（以下略して「妊婦健診」）に通うのは珍しいことではありません。3時間近くかけて通院することもあるようで、病院では、出産の際、病院に到着する前に生まれてしまうのを防ぐために、陣痛が始まる前から入院させ、誘発分娩を行うといった策がとられていました。女性が産み場所や産み方を選択することができない出産環境に驚き憂えていた頃のことでした。その後も北海道のあちこちで意図的・計画的に無介助分娩を行う人たちがいることを知り、大阪の診療所で自然出産の推進に取り組み、産む喜びを体験した女性を数多く見てきた助産師としてはあまりにも衝撃が大きく、安心かつ安全な出産を保障するためには、なぜ意図的・計画的に無介助分娩を行う人がいるのか調べる必要があると思いました。

当然ながら医療者は、無介助分娩に否定的です。

例えば、日本助産師会は、ＨＰ上で妊産婦に向け、「医師・助産師のいないところでの出産（無介助分娩）は危険です、絶対にやめましょう」[7]と呼び掛けています。また、医療機関で行われた調査では、「無介助分娩を希望した６名の妊婦・８例の妊娠に、医療機関と保健師が電話や自宅訪問で施設分娩の説得を試みた結果、３例が病院での出産に同意し５例が無介助分娩を行い、５例の内１例が死産となった。このことから、医療関係者の積極的な関与が無介助分娩を減らすことにつながる」[8]と報告されています。医療機関と行政が協力し、なんとか無介助分娩の選択を思いとどまらせようとしていることがわかります。他には、無介助分娩の情報源を調査し、「情報源はネットのサイトが多く、成功者の体験談を読み、偏った情報から妊婦が無介助分娩を希望する危険性があることや、無介助分娩の賛成者は、母児の異常の早期発見の必要性そのものを軽視していることが問題」[9]と述べられたものもあります。

さて、専門家の立会わない出産は、右記のように一般的には「無介助分娩」と呼ばれますが、この意図的・計画的に行う無介助分娩を、当事者たちの多くは「無介助分娩」とは呼ばず、「プライベート出産」、「自力出産」、「自然出産」、「自宅出産」などと呼んでいます。そこで、出産選択の側面から見ていくためには別の呼称が必要となります。

「無介助分娩」がどのような状況で行われるかと言うと、想定できるのは、①「意図的・計画的に医療者の立会わない出産を選択し、準備を整えて行う」、②「病産院や助産所で出産予定であったが、自宅もしくは道中（車中など）で施設に到着するまでに生まれてしまう」、③「自宅など施設外で助産師あるいは医師の立会いのもとに出産予定であったが、医療者が到着するまでに生まれてしまう」、④「本人が妊娠に気づかないまま、もしくは周囲に妊娠・出産を知られないようにして、こっそりどこかで産み落とす」の四つです。②③は選択的に行われていません。そして、④は自己開示されません。

右記した当事者たちの呼称の中で、「自然出産」や「自宅出産」は、医師や助産師が立会う場合もあり、これは必ずしも「無介助分娩」とは限りません。「プライベート出産」、「自力出産」ともに、医師、助産師不在の出産であることはわかりますが、「自力出産」は、誰の助けも借りずひとりで産むという意味にも解釈できます。一方、「プライベート出産」には、家族間などプライベートな環境での出産というニュアンスが含まれます。彼女らは家族や知人などと産む方法を選んでいます。そして、その出産の選択を当事者が自己開示しなければ積極的な選択とは言えません。

そこで、私は当事者の意図を尊重し、彼女らの呼称の中から「プライベート出産」を選択し、「本人が意図的・計画的に医療者の立会わないプライベートな環境で出産することを決め、準備も整えて行う出産で、かつそれを当事者が自己開示する出産」を「プライベート出産」と定義し、こう呼ぶことにしました。

なお、海外でもプライベート出産を行う動きが見られており、これは"freebirth"や、"Unassisted Childbirth（UC）"などと呼ばれています。松岡[10]によるとイギリスのfreebirthは、出産の医療化が進み、助産師の業務範囲がガイドラインで規制され、女性が助産師の立会いによる出産を望みにくい状況になったことが影響しています。例えば、帝王切開後の出産で経腟分娩を望む女性が、freebirthを選択していることが報告されています。一度帝王切開で出産すると、自宅出産を希望しても、ガイドライン等の規制によって国民保健サービス（ＮＨＳ：National Health Service）の助産師の立会いによる出産を望めないからです。アメリカでも、帝王切開後の出産でＵＣを考えるなど、医療の管理下で納得のいかない出産を体験し、次の出産の際、ＵＣを行う人がいることが報告されています[11]。私は、日本も同じことが起こっているのではないか、すなわち出産の医療化と、国の政策やガイドラインによる規制といった社会のシステムが、プライベート出産を生み出しているのではないかと考えました。

4　出産選択の二極化をめぐる疑問

近年増加している無痛分娩は、出産が医療の管理下に行われるものであることを前提に、医療の力で陣痛の痛みを緩和させることで満足のいく出産をしたい選択であるのに対し、プライベート出産は、医療の介入がない環境で出産することにより、満足のいく出産をしようとする出産方法の選択です。これらは、現代の出産選択の二極化を表していると思います。

では、なぜプライベート出産は医療者の制止に反し行われるのでしょうか。そしてなぜ医療者は強く制止しようとするのでしょうか。

私は、プライベート出産が医療者に制止される理由、そして医療者の制止に反し行われる理由は、出産を医学モデルで捉えるか、社会モデルで捉えるか[12]が関係しており、さらに出産選択には、個人の生き方や生命観、すなわち哲学的思想が関係するからだと思います。

私は助産師ですから、生命の危機の場面を幾度となく経験しています。医療によって助けられた生命を見てきた私は、出産を医療と切り離して考えることはできません。医療者がプライベート出産の選択を問題視するのは当然です。しかし、その一方で、出産は、例えば陣痛促進剤の被害[13]や無痛分娩の事故[14]などが起こっており、医療が介入することで生命の危険を引き起こすリスクがあることも事実です。そして何より、大きな事故には至ってなくとも、受けた医療の介入で女性が心身ともに傷つくことをも実感してきました。逆に、心と体の準備を整え主体的に出産に臨み、備わった力を発揮した自然出産で至高体験し、エンパワーした女性もたくさん見てきました[15]。ですから、自分の力で産みたいと願う女性の希望、出産選択を否定することはできません。

プライベート出産が問題視されるのは、医療者が出産を医学モデルのみで捉えるからではないかと思います。しかし、妊娠出産は、いのちをつなぐ営みで、本来自然の営みです。そして出産のあり方は、歴史の中で社会の変化、地域の文化とともに、遷り変わってきました。近年、「終活」という言葉があるように、終末期においては延命治療の是非が問われ、本人や家族の意思が尊重されるようになりました。また在宅の看取りも見直されています。自宅で家族に囲まれ、最期を迎える選択です。出産は自然の営みであり、家族の誕生です。その本質を考えるとき、どれだけ医療が進歩しようとも、自然死を選択する人がいるように、自分の力で産む自然出産を望み、医療の管理下にない自宅などで、家族に囲まれ出産することを希望する女性は一定数存在し続けるものと思っています。出産を社会モデルで捉え、文化的な視点で考えると当然のことです。コロナ禍で、病院での出産環境は変化し、そして人々の生活スタイルもテレワークが進むなど変化している今、どこでどういう出産をするのが望ましいか、社会モデルの観点から考えてみる機会が与えられたと考えています。

私は、いのちの尊厳、出産の選択権（人権）を考えるとき、医療者がプライベート出産の選択を真っ向から否定することに疑問を持ち、まず何より当事者理解に努め、なぜプライベート出産を選択するのか知る必要があると考えました。そして、全国のプライベート出産体験者30名にインタビューを行いました。

本書では、この第１章で、出産の歴史的変遷から現代においてプライベート出産が問題視されるに至った過程を示し、第２章と第３章でインタビュー内容を紹介します。第４章で、これらの調査結果をふまえ、改めて北海道の出産環境を提示し安全な出産を選択するための対策を考えたいと思います。

第2節　分娩介助者の歴史と無介助分娩

1　産婆の歴史と無介助分娩（終戦まで）

人の出産には、自然発生的な出産の介助者が存在し、日本ではこのような出産の介助者は「取り上げ婆」などと呼ばれていました。そして「取り上げ婆」は、17世紀初め（江戸時代）から、職種として認められ、「産婆」という呼称は18世紀後半から使われるようになり、明治時代に免許が与えられるようになりました。

産婆に免許が与えられたのは、医制が制定された明治7（1874）年からで、医制第五十条では、産婆の「年齢は四〇歳以上」、「免状取得には医師による実験証書が必要」とされています。そして、明治32（1899）年、全国に統一した規則（「産婆規則」「産婆試験規則」「産婆名簿登録規則」）が公布されることで、産婆の身分は確立していきました。なお、この「産婆規則」により、産婆は「年齢は二〇歳以上」、「一年以上の学術修業後、試験に合格した女子」と大きく変更されました。そうして、大正時代には、産婆養成所で学び資格を得た新産婆が増えていきました。

大正時代から昭和初期には、新・旧産婆の他に取り上げ婆と呼ばれる無資格の産婆もいました。さまざまな産婆が混在する中、新潟県では産婆の扱わない出産は「産婆無介助分娩」と名付けられ、大正から昭和初期までの動向調査が行われています[16]。この調査によれば、全出産児に対する産婆の取り扱わない産児数の割合は、大正5（1916）年の24・8％から昭和元年には10・1％まで減少し、昭和14（1939）年は5・9％となっています。「無介助分娩」という用語は、ここで初めて登場します。このことから、「無介助分娩」という用語は、産婆に資格が与えられたことによって初めてできたことがわかります。資格のない取り上げ婆が介助する際には、「〝無〟介助」とみなされることになったのです。

なお、産婆無介助分娩は産婆の開業する地域差が直接関係していました。産婆は都市で開業し山間農村地帯で開業しないため、産婆無介助分娩は山間農村地帯に多かったのです。[16~17]大正末期でも山間農村地帯では産婆無介助分娩が多く、その理由について、蒲原は、「出産文化の継承により、出産儀礼が重視され、古来から守られ受け継がれてきた旧い習慣から脱却できず、最新の助産法の恩恵に属さなぬ人々が存在していた」[16]と説明しています。また、藤田は、「農山漁村では、〈産婆学〉をふりまわす未婚の新産婆より経験豊かなおばあちゃんの方が信頼され、（取り上げ婆には）昭和初期まで生き延びる人びとが少なくなかった」[17]と言っています。

このように、産婆は明治時代に資格が与えられ専門職として確立し、資格を持たない介助者は無資格産婆（取り上げ婆）として区別され、取り上げ婆の介助による出産や、取り上げ婆もなく産婦がひとりで行う出産は、「無介助分娩」として扱われることになりました。

2　出産習俗の変遷（近代から1980年頃まで）

明治時代、産婆に資格が与えられ、昭和初期には自宅で資格を持つ産婆の立会いによる出産が主流になり、そして戦後、出産は施設化し病産院で産むのが主流となっていきました。その過程の中で、無介助分娩は問題視され、統計データや地域の実態調査によってその動向が明らかにされてきました。同時に、女性にとって出産がどのように変化していったのか、文化人類学者の吉村[18~20]、松岡[21]や、新聞記者の藤田[17]がフィールド調査を行い、体験者への聞き取りによって出産習俗の変遷も明らかにされてきました。

吉村[20]は、四国の離島や山村に赴き、明治の終わりから昭和50年代頃までに漁村や農村で行われた出産について体験内容を聴き取っています。これらの地域では、免許を持つ産婆が登場するまでの出産は、ひとりで産む、もしくは祖母、実母、姑など血縁者や、地縁者（取り上げ婆さん）の援助によって行われていました。

そして、この取り上げ婆さんについては、お産の援助の仕方により、「生まれた子のこの世への〈取り上げ婆さん〉」、「お産のお手伝いをする他人」、「家族か身内の援助女性（特に母親、祖母、おばなど）」の3通りに分類し、それぞれこのように説明しています。「生まれた子のこの世への〈取り上げ婆さん〉」は、誕生の場に立会い、その子をこの世の中に「トリアゲ」、つなぎとめるという、いわば信仰的な呪力を備え、子の運命を好転に導くシャーマンの役目を果たしており、「お産のお手伝いをする他人」は、実際に産婦を抱えたり、出血などお産のケガレをぬぐったりして出産の世話をする人で、出産介助の方法は介助技術を持つ母親などから見よう見まねで学び取った人です。そして、「家族か身内の援助女性」は、お産の介助技術よりも、精神的なサポート面の担当者であることのほうが強く、身内として、産婦の身辺の世話や、自身の出産体験を通して会得した産痛の軽減方法や坐産援助など、心身両面への寄与によって産婦を支える関係にありました。

夫の出産への参加は、出産文化の地域特性として、漁村と農村では異なります。漁村では男がいるとお産は難しくなると、祖母・実母・姉妹・叔母など女性たちの援助によって行われていたのに対し、農村では男がいないとお産は難しくなると、夫を中心とした家族全員でお産が行われていました。出産への夫の参加習俗は、夫の生業の危険度に深く関係しており、漁村では夫が漁業で日常的にいのちの危険を伴い神経を使っているため、妻の出産に参加しなくてすむよう、周囲の女性たちによって援助がなされていました。一方家屋が点在する農村では、近隣や血縁の応援は距離的な負担もあるためあてにせず、夫を中心とする一家全員が産婦を支え、産婦が安心して出産を乗りきれる環境を作ったのです。

吉村以外の調査でも、ひとりで産む出産体験の報告が散見されます。藤田[17]は、1978年に山梨県の長寿村を訪れ、明治20年生まれの女性からひとりで8人の子どもを産んだ出産体験について聴き取り、松岡[21]は、北海道で12人の子どもをひとりで産んだ明治34年生まれの女性の出産体験や、岩手県で1920年代生まれの女性の出産体験について聴き取っています。そして、「岩手県の山間部で出産した女性は、出産するときに姑は近くにいて様子を窺っているものの、子どもが生まれてしまうまでは人に見てもらいたくないため、産むのは実質的に自分ひとりであった」と言います。お産は、自分でするものだけれども他者からの何らかの援助が必要になることがあります。そして羞恥心を伴う行為であるため、周囲はプライバシーに配慮しつつ見守る。そういう文化であった様子が窺えます。

吉村は出産習俗の変遷について表[20]に示し、「自分ひとりで産む、あるいは取り上げ婆さんの介助によるお産は、お産の決定者は産む人自身で、分娩姿勢は、坐産、立位、四つん這いなど、産婦が産みやすい姿勢が優先されており、お産情報は、出産体験に基づいた主観的、体験的情報が正統とみなされていた。そして、免許持ち産婆によるお産が行われるようになって、産婦の分娩姿勢は、上体を起こした自分で産み出す姿勢から、助産の専門家の産ませやすい仰臥位となり、お産の主体は妊産婦自身から専門家へと移行した。さらに戦後、出産が施設に移行したことで、お産の決定者は、産婆（助産婦）から産科医へと移行した」ことを説明しています。

なお藤田[17]は、このように免許を持つ産婆が現れ産み方が変化した過程を「第1次お産革命」と言い、戦後、出産が施設に移行しお産の決定者が産婆から医師に移行した過程を「第2次お産革命」と言っています。そして、「〈第1次お産革命〉の担い手が女性であったのに対し、〈第2次お産革命〉の主役は男性の医師になった」と言います。

3　出産が施設化した時代の無介助分娩（戦後から1980年代まで）

日本の出産は、戦後GHQの指導のもとに出産場所が自宅から病産院へ移行し大きく変化しました。そして、「産婆」は保健婦助産婦看護婦法により昭和23年から名称が「助産婦」と変更されました（なお、「助産婦」の名称は、2002年にさらに「助産師」へと変更されており、本書では、以下「助産師」に統一しています）。では、出産の施設化により、出産場所や立会い者、そして無介助分娩はどのように変化し、無介助分娩にはどのような調査が行われていたでしょうか。

人口動態統計[2]によれば、調査開始の１９４７年に97・６％を占めていた「自宅・その他（「自宅」と「その他」の計）」の場所での出生は、１９６０年に49・９％と半数となり、この年を境に施設の出生と「自宅・その他」の出生割合が逆転し、その後「病産院（「病院」と「診療所」の計）」の出生が主流となり１９８０年には１％を切り０・５％となりました。反対に、１９５０年にわずか４・０％であった「病産院」の出生は、１９６０年に41・５％と半数近くになり、１９８０年には95・７％と、ほとんどを占めるようになりました。出生場所が施設へと移行した当初、「病産院」の出生の増加と同時に「助産所」の出生も増加し、１９５０年に０・５％であった「助産所」の出生は１９６５年に12・９％となりましたが、この年をピークに減少し、１９８０年には３・８％まで減少しています（図１）。

出生時の立会い者は「医師」、「助産師」、「その他」に分類されていますが、出生の場所が自宅から施設へ移行するに伴い、立会い者も変化しました。１９４７年に92・１％と大半を占めていた「助産師」の立会いによる出生の割合は、１９６０年に56・１％と半数近くまで減少し、その後「医師」の立会いによる出生と逆転し、1980年には4・9％まで減少しています（図2）。なお、統計上の数値を見ると、この間に分娩介助者が助産師から医師へと交代していったように見受けられます。しかし、出産場所が病産院へ移行した後も、実際の出産には助産師が中心に関わり、正常産は助産師が分娩介助を行っています。出生に関するデータは「出生証明書」の記載をもとに算出されており、病産院の多くは助産師が分娩介助を行った場合でも、立会い者の欄には医師の名前が署名されているからです。したがって、病産院で実際に助産師の行った分娩介助の件数は不明ですが、5％より多いことは明らかです。

無介助分娩は、統計上、立会い者の「医師」、「助産師」、「その他」の内の「その他」に該当します。1947年の全出生に占める割合は4・33％で、その後、1960年1・96％、1975年に0・1％を切り0・04％に、そして1980年は0・03％まで減少しています（図2）。

無介助分娩の戦後の各地の動向については、岩手県の1960年から1985年までの出産立会い者の年次推移[22]と、奈良県の1953年と1962年の地域ごとの立会い者別出生数[23]が報告されています。どちらも都市部より農山漁村で無介助分娩の減少に遅れ

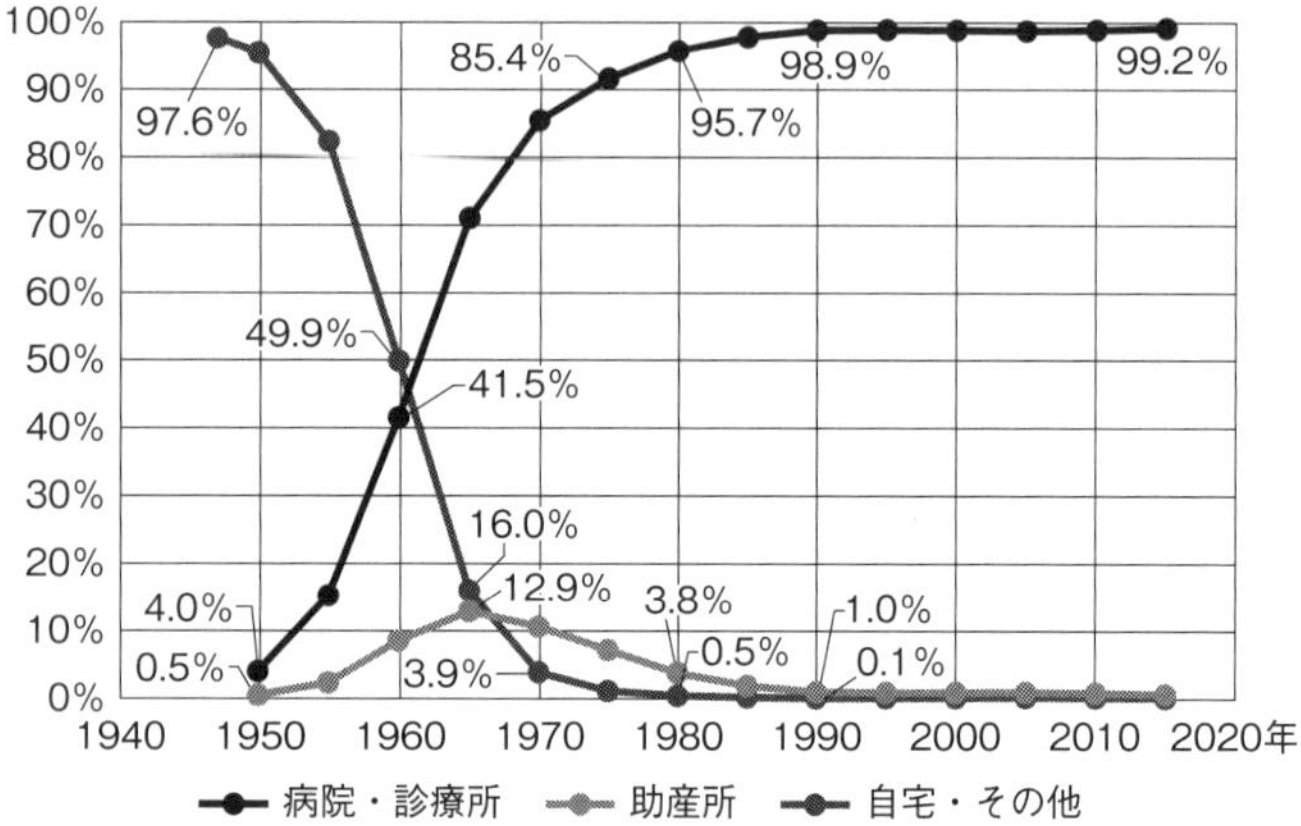

図１　戦後の出生場所の動向

出典：厚生労働省人口動態統計　表の作成：筆者

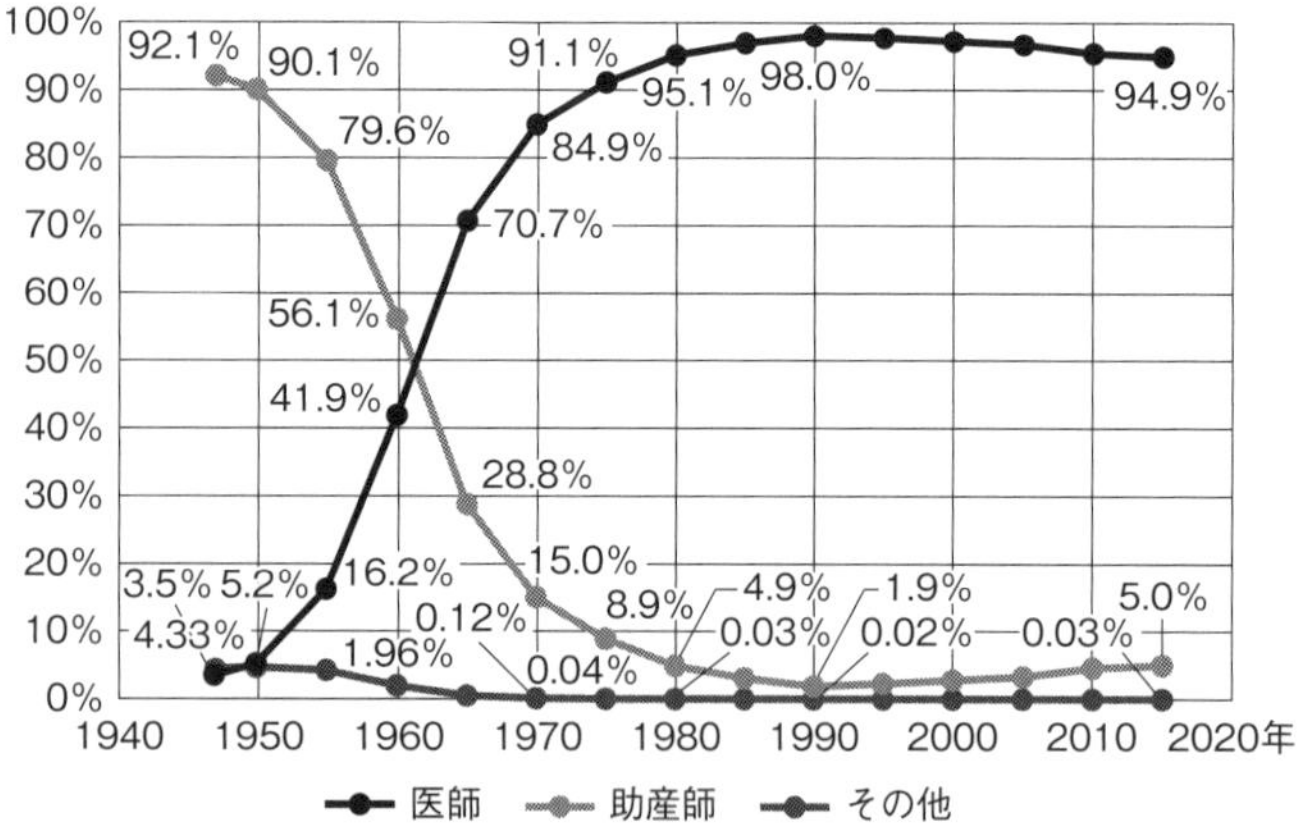

図２　戦後の出生時の立会い者の動向

出典：厚生労働省人口動態統計　表の作成：筆者

が生じたことが明らかとなっています。大正から昭和初期に続き、戦後、出産が施設化したこの時期も、無介助分娩は僻地に多かったのです。

茨城県では、無介助分娩が行われた地域で実態調査[24]が行われています。地域の特徴は、交通の不便な農山部です。「出産の立会い者は家族が最も多く、親、祖母、姉で、その他、助産師の資格は持たないが、かなりの経験を持ち半ば職業化していてウデもよいという評判の人（取り上げ婆）や、保健師が妊婦に頼まれ介助した」[24]ことが報告されています。このことから、茨城県でも全国同様に農山部では家族や無資格産婆（取り上げ婆）が出産に立会っていたことがわかります。また立会い者がなくひとりで出産した事例も報告されています。無介助分娩の理由は、「交通が不便、経済的理由、今までの風習、（資格を持つ）助産婦と思っていた」[24]ことが挙げられています。無介助分娩の理由に、今までの風習も挙げられていることから、１９７０年代の初め頃でも、地域によって出産は特に医療者の立会いが必要とされるものではなく、生活の中で文化的に継承され営まれてきた行為であったことがわかります。なお、この調査では、死産の事例があったものの無介助分娩が原因とは論じられていませんでした。

また、無介助分娩の危険性については、岩手県と全国の、１９５５年と１９６０年の周産期死亡率と分娩立ち会い者間の相関関係の分析[25]が行われています。そして、分析の結果両者に関連はなく、「医師が立会うことによって直ちに新生児死亡が減少するものでもなく、反対に医師以外の者が分娩に立会うことによって直ちに新生児死亡が増加するものでもないことを示している」[25]と報告されています。

このように、この時期までの調査で、無介助分娩が危険だという証拠は見当たりませんでした。

4　無介助分娩の増加と助産所の衰退（1990年代から現代まで）

1999年、無介助分娩により生まれた新生児が死亡する事故が起こりました。これは、胎教と無介助分娩による自然分娩を提唱する育児文化研究所のセミナーを受講した妊婦が、自宅で医療者を呼ばずに水中出産し、新生児が生後8日目に死亡したというもので、24時間風呂のレジオネラ菌による感染が原因でした。[26~27] この事故前後にも、同じセミナーの受講者が無介助分娩を行い、この他に死亡した児（死産もしくは新生児死亡）が6人いたことが日本助産師会の調べでわかっています。[27] そして、日本助産師会はこの事故について、「開業助産師が巻き込まれ、児娩出後に呼ばれることがあった」[27]と指摘しています。

その後、２０１０年には民放テレビ局が番組で無介助分娩を取り上げたことから、無介助分娩を問題視している日本助産師会は、メディアが無介助分娩をあおることを懸念し、無介助分娩に対する警告書[28]を示しました。

では、統計上無介助分娩はどのように変化したのでしょうか。出生時の立会い者の「その他」を無介助分娩とみなして、１９９５年以降の動向を第1節の表1（25ページ）に示しています。１９８０年に０・０２９％まで減少していた無介助分娩は、１９９５年は０・０２６％と15年間で大きな変化は見られていません。ところが、１９９７年と１９９９年は０・０３１％に増加し、２０００年に０・０２３％まで減少した後２００７年までは０・０２３％〜０・０２５％で推移し、２００８年頃から漸増傾向となり２０１８年には０・０３６％まで増加しています。１９９０年代の一時的な増加は、右記した育児文化研究所のセミナーを受講した妊婦の無介助分娩が関係していると考えられます。その後、セミナーの受講者による無介助分娩が無くなり、いったん落ち着いた後、２００８年頃から何らかの影響で漸増していると見ることができます。

次に、無介助分娩は「自宅」、「その他」の場所で行われるため、近年の「自宅・その他」の場所での出生に特徴があるか見てみると、「自宅・その他」の場所での出生割合は、1995年の0・14％から2005年には0・24％まで増加し、2005年〜2007年は0・24％で変わらず、その後減少し、2015年から2019年は0・14〜0・15％で推移しています（25ページ表1）。

さらに、自然出産を希望する女性は「助産所」での出産を選択すると考えられるため、1995年以降の「助産所」の出生割合の年次推移も調べたところ、「自宅・その他」の場所での出生と同様、1995年の0・94％から増加し、2004年の1・02％まで増加しその年をピークに減少の一途を辿り、2019年には0・49％と、15年間で2分の1以下にまで減少しています（25ページ表1）。

出産の歴史的変遷を辿れば、「取り上げ婆」そして「産婆」が、生活の営みの中で出産の介助にあたってきました。これは現在の助産師の大半を占める、病産院で勤務し医療の管理下で行う出産を介助する勤務助産師ではなく、おおよそ地域の中で自然出産を扱う開業助産師に相当します。開業助産師は、「助産所」もしくは、「自宅・その他」の場所で出産に立会います。そこで、改めて、「助産所の出生の中での助産師の立会いによる出生（「助産所」での出生の立会い者は「医師」、「助産師」に分類されている）」と、

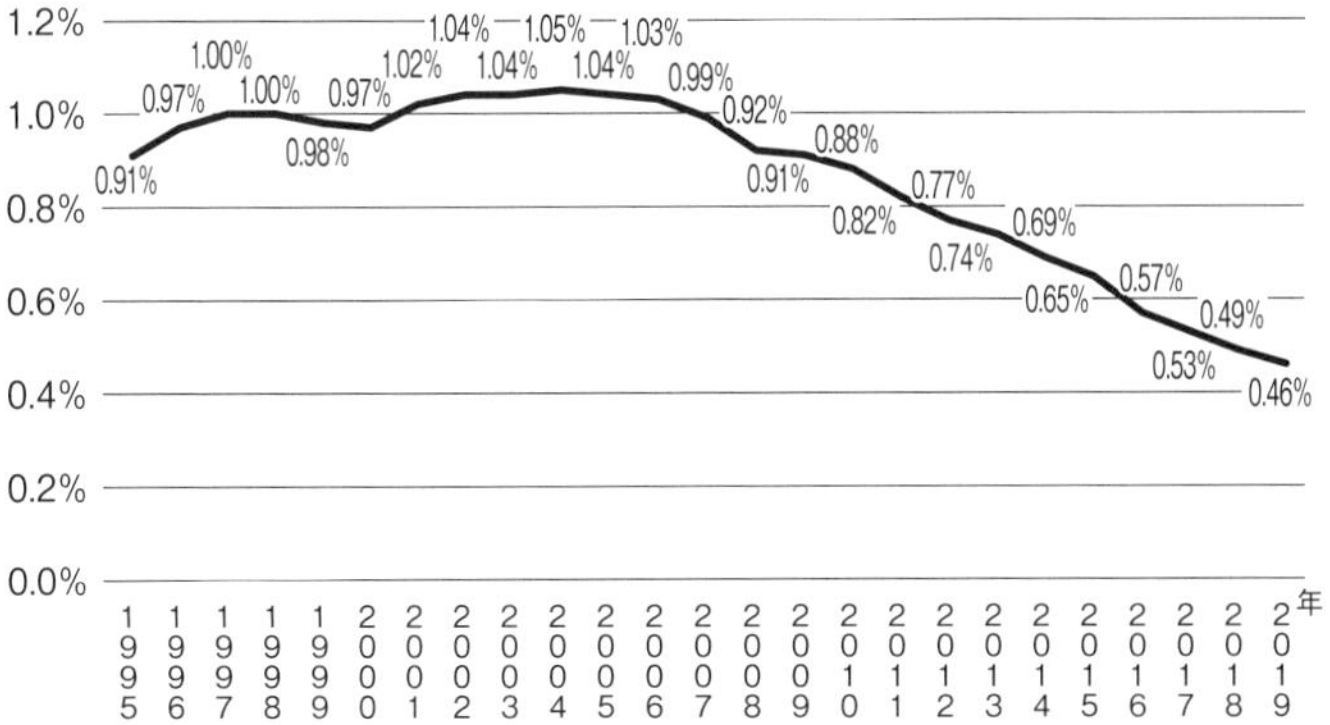

図3　全国の助産所・自宅・その他の場所での助産師立会いによる出生割合の年次推移

出典：厚生労働省人口動態統計　表の作成：筆者

「自宅・その他の場所での出生の中での助産師の立会いによる出生〈自宅・その他〉の場所での出生の立会い者は「医師」、「助産師」、「その他」に分類されている）」を合わせ、これを「開業助産師の立会いによる出生」とみなして全出生数に占める割合の年次推移をみると、これも「助産所」の出生同様に、１９９５年（０・91％）から２００４年（１・05％）まで増加し、その後減少の一途を辿り、２０１９年は０・46％まで減少しています（図３）。これは、ここ15年間の助産所の衰退が浮き彫りになったとも言える状況です。

かつて、産婆不在の地域で無介助分娩が行われていたことを考えると、無介助分娩の増加は開業助産師の立会いによる出生の減少、すなわち助産所の衰退と関係があるのではないかと考えられます。プライベート出産は無介助分娩の一部です。したがって、無介助分娩の数値をプライベート出産の数として当てはめることはできません。しかし、年々助産所が衰退し開業助産師が不在となってきたことで、開業助産師の立会いによる出産を選択することができないために、プライベート出産を選択する人が増えているのではないかと考えられます。

第3節　プライベート出産はなぜ顕在化してきたのか

人類が誕生して以来、女性が出産する際には、生活する地域の文化的な営みの中で自然発生的に出産の介助者が現れたとされています。この出産の介助者は「取り上げ婆」などと呼ばれ、明治時代になって「産婆」という名称で資格が与えられ、専門職として認められるようになりました。「産婆」の介助による出産が一般的となる中で、産婆の開業は都市部に集中し、農山部などでは資格を持たない「取り上げ婆」による介助が続き、「産婆」の立会いによらない出産は、「(産婆）無介助分娩」と区別され、問題視される出産となっていきました。そして、戦後出産の施設化と同時に無介助分娩はますます減少し、１９７５年には０・04％と極一部の出産となり、その後は一定数存在しながらも、あまり着目されることのない状態で推移していました。

ところが、近年では、意図的・計画的に無介助分娩（プライベート出産）を行い、その体験を、インターネットなどを通して公開する人たちが現れてきました。

出産介助者の歴史的変遷を辿れば、ほんの数十年前まで、日本の出産は生活上の営みの中で「産婆」の介助のもとに行われていました。しかし、現代は生活から切り離された場で医療の管理下に置かれる出産が一般的となっています。

プラベート出産が顕在化した理由として考えられるのは、まず、当事者が社会モデルで出産を捉えていることと、選択して行った出産が自身にとって納得のいく満足な体験となり、それを社会に伝えたい思いがあり、公開するからではないか、そして、実際にプライベート出産を選択する人が増えているからではないかと考えられます。他方、一般社会では、戦後の出産の施設化によって出産の見方の規準が医学モデルへと変化し、医療者の立会いのない出産は「常識外れの（とんでもない）出産」という見方が生み出された結果、目立つようになったのではないかと考えます。

今、コロナ禍の出産環境を考えると、医学モデルのみで捉えることの弊害が見えてきます。妊娠出産は本来病気ではありません。しかし、病院で出産する妊産婦の管理は、院内の感染予防対策に則り行われるため、女性らは家族から隔離された環境で出産し、育児を始めなければならないのです。医療者も、出産する女性も、その家族も本来出産とはどういうものか、どこで誰の立会いによる出産が女性にとって社会にとって望ましいか、考え直す時がきていると思います。

次章以降で、プライベート出産体験者のインタビュー内容を紹介しますので、今一度、いのちをつなぐ営みの本質に立ち返り、考えていただけると幸いです。

第2章　プライベート出産の動機

第1節　プライベート出産の実際

プライベート出産はどのような出産で、どういった動機のもとに行われているのでしょうか。２０１５年から２０１６年にかけて、全国で30名の体験者にインタビューを行いましたので紹介します。

インタビューに協力していただいたプライベート出産体験者30名の出産歴として、すべての出産の出産年、出産場所、分娩様式と、プライベート出産については立会い者、取り上げ者、分娩体位、そして特記事項として出産の経過などを、出産場所の変化の過程ごとに分類し、最初にプライベート出産を行った年の古い順に表２（56・57ページ）に示します。なお、お名前はアルファベットで示しますが、プライバシーに配慮し、実名のイニシャルは使いません。インタビュー内容の理解が得られ易いよう、出産場所の変化の過程の分類ごとにファーストネームを統一し、Ａ・Ａさん、Ａ・Ｂさん……としています。また、本書に登場する助産師には仮名をつけています。

まず、彼女らがどこで誰の立会いのもとに出産した経過を経て、プライベート出産を行うに至ったのかという出産場所の変化の過程について、第１子からプライベート出産したか否か、病産院の出産を経たか否か、助産所の出産を経たか否か、助産師の立会いによる自宅出産を経たか否か、意図的ではない無介助分娩を経たか否かを区別し示したところ、10通りのパターンがありました。まず、第１子からプライベート出産した人は13名で、「プライベート出産のみ（パターン①）」12名、「プライベート出産→意図的ではない無介助分娩→助産師の立会いによる自宅出産（パターン②）」１名でした。病産院での出産を経てプライベート出産した人は11名で５つのパターンがあり、「病産院→プライベート出産（パターン③）」が７名と最も多く、他に「病産院→助産所→プライベート出産（パターン④）」、「病産院→助産師の立会いによる自宅出産→プライベート出産（パターン⑤）」、「病産院→プライベート出産→助産師の立会いによる自宅出産（パターン⑥）」、「病産院→意図的ではない無介助分娩→プライベート出産→病産院（パターン⑦）」が、それぞれ１名でした。病産院の出産を経ず、助産所での出産や自宅で助産師の立会いによる出産を経てプライベート出産した人は５名で、その内「助産所→プライベート出産（パターン⑧）」４名、「助産所→助産師の立会いによる自宅出産→プライベート出産（パターン⑨）」１名、「助産師の立会いによる自宅出産→意図的ではない無介助分娩→プライベート出産（パターン⑩）」1名でした（表2）。

30名の出産回数の平均は3・1回で、近年の合計特殊出生率[29]が1・4前後（2019年は1・36）で推移していることからすると、彼女らは多産と言えます。そして30名によるプライベート出産回数の合計は55回で、平均1・8回行われています。

55回のプライベート出産の内、行われた場所は自宅が52件（94・5％）と大半を占めています。そして、プライベート出産への夫の立会いは49件（89・1％）、子どもの取り上げも44件（80％）は夫が行っています。自分で取り上げた出産は7件ありました。出産時の姿勢は、最も多いのが四つん這い（しゃがみ・膝立ち含む）で32件（58・2％）、その他、立位4件、側臥位2件、仰臥位4件、水中出産9件、不明4件でした（表2）。

彼女らは、他のプライベート出産体験者から体験内容を聴く、書物を読む、あるいはインターネットなどで情報を収集し、準備を整え出産に臨んでいました。最も多く読まれていた本は『あなたにもできる自然出産――夫婦で読むお産の知識』[30]です。この本はプライベート出産に臨むための具体的な対処方法が書かれており、ガイドブックとして活用されていました。次に多く読まれていたのは、『自然に産みたい――5人の子供を自宅出産した記録』[31]でした。そして、アクティブ・バースに関する本としては、ジャネット・バラスカス著『ニュー・アクティブ・バース』[32]、ミシェル・オダン著『バース・リボーン――よみがえる出産』[33]、大野明子著『分娩台よ、さようなら――あたりまえに産んで、あたりまえに育てたい』[34]などが読まれています。ジャネット・バラスカスは、『ニュー・アクティブ・バース』の中で、アクティブ・バースは、本能的なお産だということと、自分の意志と決断で自然に自発的に子どもを産むことや、自分の思うままに体を動かしたり、内面の衝動に従うことを大事に考え、「起き上がった姿勢の方が、母親にとっても、赤ちゃんにとってもよい」[32]と説明しています。彼女らは上体を起こした姿勢で出産しており、この考えのもとに出産していたことがわかります。

病産院⇒助産所⇒プライベート出産（パターン④）								
D・A	1	2002	病院	会陰切開、クリステレル胎児圧出法				
	2	2011	助産所	自然				
	3	2013	自宅	自然	夫	自分	水中出産	
病産院⇒助産師の立会いによる自宅出産⇒プライベート出産（パターン⑤）								
E・A	1	2004	診療所	自然				
	2	2009	自宅	自然				
	3	2014	自宅	自然	夫	夫	四つん這い	
病産院⇒プライベート出産⇒助産師の立会いによる自宅出産（パターン⑥）								
F・A	1	2004	診療所	陣痛促進				
	2	2008	自宅	自然	夫	夫	四つん這い	
	3	2010	自宅	自然				
病産院⇒意図的ではない無介助分娩⇒プライベート出産⇒病産院（パターン⑦）								
G・A	1	1999	病院	吸引分娩、クリステレル胎児圧出法、人工破膜、浣腸				
	2	2002	診療所	自然				
	3	2004	自宅	自然				診療所で出産予定であったが家で生まれてしまった
	4	2007	自宅	自然	夫	夫	立位	
	5	2009	診療所	自然				
助産所⇒プライベート出産（パターン⑧）								
H・A	1	2006	助産所	自然				
	2	2011	自宅	自然	なし	自分	水中出産	不規則抗体（＋）
H・B	1	2007	助産所	自然				
	2	2009	助産所	自然				
	3	2012	自宅	自然	夫	夫	四つん這い	
H・C	1	2005	助産所	自然				
	2	2008	助産所	自然				
	3	2011	助産所	自然				
	4	2014	自宅	自然	夫	夫	立位	
H・D	1	2009	助産所	自然				
	2	2015	自宅	自然	夫	夫	四つん這い	
助産所⇒助産師の立会いによる自宅出産⇒プライベート出産（パターン⑨）								
I・A	1	2002	助産所	自然				
	2	2005	助産所	自然				
	3	2007	自宅	自然				
	4	2011	友人宅	自然				
	5	2014	自宅	自然	夫	夫	四つん這い	
助産師の立会いによる自宅出産⇒意図的ではない無介助分娩⇒プライベート出産（パターン⑩）								
J・A	1	2006	自宅	自然				
	2	2009	自宅	自然				
	3	2012	自宅	自然				助産師が間に合わなかった
	4	2015	自宅	自然	夫	夫	水中出産	

※　出産スタイルの四つん這いには、膝立ち・しゃがみ含む

表２　インタビュー協力者の出産歴（出産場所の変化の過程別）

協力者	出生順位	出産年	出産場所	分娩様式	プライベート出産			特記事項
					立会い者	取り上げ者	分娩体位*	
プライベート出産のみ（パターン①）								
A・A	1	1979	自宅	自然	夫	夫	仰臥位	
	2	1981	自宅	自然	なし	自分	四つん這い	
	3	1983	自宅	自然	夫	夫	不明	
	4	1985	自宅	自然	夫	夫	不明	
	5	1987	自宅	自然	なし	自分	四つん這い	
A・B	1	1993	自宅	自然	夫	夫	仰臥位	
	2	1995	自宅	自然	夫	夫	不明	
A・C	1	2001	自宅	自然	夫	夫	側臥位	
	2	2004	自宅	自然	夫	夫	四つん這い	
	3	2007	自宅	自然	夫	夫	四つん這い	
A・D	1	2003	出産のために借りた家	自然	隣人・知人	自分	四つん這い	
A・E	1	2007	自宅	自然	夫	夫	立位	
	2	2010	自宅	自然	夫	自分	四つん這い	
	3	2012	自宅	自然	夫	夫	四つん這い	早期産（妊娠9か月）
	4	2015	自宅	自然	なし	自分	四つん這い	
A・F	1	2008	自宅	自然	夫	夫	水中出産	
	2	2010	自宅	自然	夫	夫	水中出産	
	3	2012	自宅	自然	夫	夫	四つん這い	
	4	2015	自宅	自然	夫	夫	不明	
A・G	1	2010	自宅	自然	夫、兄夫婦	夫	仰臥位	
	2	2013	自宅	自然	夫	夫	四つん這い	
	3	2015	自宅	自然	夫	夫	四つん這い	
A・H	1	2012	自宅	自然	夫	夫	四つん這い	胎盤遺残
	2	2013	自宅	自然	夫	夫	四つん這い	
	3	2015	出産のために借りた家	自然	夫と実母	夫	四つん這い	胎盤遺残
A・I	1	2012	自宅	自然	夫	夫	四つん這い	
	2	2014	自宅	自然	夫	夫	四つん這い	
A・J	1	2013	自宅	自然	夫	夫	四つん這い	
	2	2016	自宅	自然	夫	夫	水中出産	
A・K	1	2015	自宅	自然	実母	実母	水中出産	
A・L	1	2016	海	自然	夫	夫	水中出産	
プライベート出産⇒意図的ではない無介助分娩⇒助産師の立会いによる自宅出産（パターン②）								
B・A	1	2008	自宅	自然	夫	夫	四つん這い	
	2	2010	自宅	自然				助産師が間に合わなかった
	3	2013	自宅	自然				
病産院⇒プライベート出産（パターン③）								
C・A	1	2002	診療所	自然				助産師の立会いによる自宅出産予定も分娩が長引き診療所での出産となった
	2	2005	自宅	自然	夫	夫	四つん這い	
	3	2010	自宅	自然	夫	夫	水中出産	出血多量
C・B	1	2003	病院	帝王切開				
	2	2006	自宅	自然	夫	夫	四つん這い	
	3	2010	自宅	自然	夫	夫	四つん這い	
	4	2013	自宅	自然	夫	夫	側臥位	
C・C	1	2006	病院	会陰切開				
	2	2008	自宅	自然	夫	夫	四つん這い	
	3	2011	自宅	自然	夫	夫	四つん這い	
	4	2014	自宅	自然	夫	夫	四つん這い	
C・D	1	2006	診療所	陣痛促進				
	2	2014	自宅	自然	夫と家人	家人	立位	逆子　新生児仮死
	3	2015	自宅	自然	夫と家人	家人	四つん這い	
C・E	1	2005	病院	誘発分娩　吸引分娩、会陰切開、クリステレル胎児圧出法、剃毛、浣腸				
	2	2009	病院	自然				
	3	2013	病院	自然				
	4	2015	自宅	自然	夫	夫	四つん這い	
C・F	1	2007	病院	会陰切開				
	2	2010	病院	自然				
	3	2013	病院	自然				
	4	2015	自宅	自然	夫と友人	夫	仰臥位	
C・G	1	2013	診療所	陣痛促進、無痛分娩、吸引分娩、会陰切開				
	2	2015	自宅	自然	夫と家人	家人	四つん這い	

第2節　プライベート出産体験者の動機の語り

プライベート出産選択の動機について、インタビュー協力者30名全員の語りを紹介することはできません。そこで、「プライベート出産のみ（パターン①）」の中から4名、「病産院→プライベート出産（パターン③）」の中から5名と、助産所での出産を経てプライベート出産した「病産院→助産所→プライベート出産（パターン④）」の1名と、「助産所→プライベート出産（パターン⑧）」の中から1名の、計11名の語りを紹介します。

1　すべての出産をプライベート出産した人たちの動機

自然の摂理を重視していたA・Aさん

１９７９年から１９８７年の間に５人の子どもをプライベート出産したA・Aさんは、このように言います。

「誰もが自然に産んで自然に死ねるはず。生き物として自然のあり様だからできるはず。（略）助産師さんなど専門職がいるかいらないかの選択はしなかった。介助者を拒否したということではないんですよね。いのちが生まれるというところには、神からいただいたいのちの仕組みがあるわけだから、その流れの中にいれば自然に進むんじゃないか……」

Ａ・Ａさんが第１子を出産したのは１９７９年です。１９７０年代は第２次お産革命の時代で、出産が、女性が自分で産むものではなく医者に産まされるものへと変化したことから、一般の人たちが医療に対して声を上げ始めた時代でもあります。１９６０年代の後半に、自然分娩法の啓蒙として、日本に米国の知識婦人たちによってラマーズ法が導入され、ラマーズ法は１９７５年から三森助産院で普及が始められました。ラマーズ法は、夫婦そろってお産の生理や、産痛を克服するための呼吸法、筋肉のリラックス法などを学び、夫が立会って協力し出産するというものです。Ａ・Ａさんは、三森助産院に通いラマーズ法を学びました。しかし、出産を自然の摂理と捉え、その摂理に従うことを重視していたＡ・Ａさんには、これは納得のいく出産方法ではありませんでした。

無介助分娩について、1980年代までに行われた調査では助産婦不在の農山部において習俗として行われていたと報告されています。ところが、この時期、A・Aさんのように東京で助産所の出産を選択できる状況にありながら、自身の持つ出産観を優先しプライベート出産を行う人がいたことがわかります。

初診時に病院出産への疑問を感じたA・Cさん

A・Cさんが第1子を出産したのは2001年で、2007年までに3人の子どもをプライベート出産しています。A・Cさんは第1子の初診の際、医師からいきなり「○cm」と言われました。医師は、超音波検査で胎児の大きさを伝えたのでしょうが、A・Cさんはこのような説明の仕方に違和感を持ち、「病院で出産することに抵抗を感じた」と言います。しかし、居住地では、車で約40～50分程かかるその病院が唯一出産可能な医療機関です。A・Cさんは、隣人が無介助分娩の経験者で体験談を聞いたことがあったことから、プライベート出産を考え夫と話し合いを続けました。不安な毎日を送る中、妊娠10か月になって開業助産師の大本さん（仮名）と出会い、気になっていたことを相談し助言をもらってプライベート出産に臨みました。

Ａ・Ｃさんは何度も何度も夫と話し合ってプライベート出産を選択しました。夫との話し合いの中で死に向き合ったときの心情については、このように話しています。

「やっぱり最終的には死ぬかもしれないって、そういうこともあるけど、それでもこれを選択したいっていう気持ちがあった。（略）、私が死んでも、赤ちゃんが死んじゃっても、全部自分たちで決めたっていう納得とかはあった。……」

Ａ・Ｃさんは、北海道内の都心から離れた地域に居住していました。どうやら無介助分娩は、２０００年代の初めのこの時期は、習俗として行われていた出産が、本人の意志でいのちに向き合い、覚悟を持って選択する出産へと変化していたことがわかります。また、文化の伝承が途絶え、相談できる専門家（助産師）の存在が不可欠な時代となっていたこともわかります。

医療者から受けた対応に疑問を持ったＡ・Ｆさん

Ａ・Ｆさんは２００８年から２０１５年までに、４人の子どもをプライベート出産しています。Ａ・Ｆさん夫婦が出産について考え始めたのは第1子を妊娠してからです。出産場所を決めるために夫婦で病院、診療所、助産所など10か所以上の施設を受診し話を聞いた結果、自宅出産を希望するようになり、引き受けてくれる助産所を探しました。ところが、助産師の対応に安心できず、プライベート出産をすることに決めました。

Ａ・Ｆさん「助産師さんは、自宅で産めなくなる要素、（例えば）赤ちゃんの体重が何g以下だったら病院で産むことになるとか、自宅出産（に立会う助産所で）は、引き受けても（経過の途中で何らかのリスクが見つかり）結果的に3分の1は病院で産んでいるとか、（自分は）健診で異常があったわけではないのに、これ以上こうなったら…と不安をあおる。そこまで不安をあおる必要があるの？……」

夫「（別の助産所にも行ったけれど）助産院も病院と同じで慣例的。〝助産師がこうします。自分たちプロでやっているので〟って、産む側に選択肢が与えられない（ことがわかった）。（略）どこに行っても、こういう問題が、ああいう問題が、そんな話ばっかり。自分たちを安心させる言葉がない。今の医療者（医師も助産師も）は、危険回避。助産師は、置かれている立場から産婦を安心させることはできないんだと思った。自分たちが専門家・医療者に求めていたことは、〝大丈夫、元気な赤ちゃんが生まれます〟の一言だったのに、誰一人言ってくれなかった」

なぜそれほどまでに医師も助産師もさまざまな問題を提示し、妊婦やその夫を不安にさせるのでしょうか。Ａ・Ｆさんが出産した２００８年という年をキーワードに産科医療の背景を考えてみると、２００４年に福島県立大野病院で産婦が死亡し、２００６年に産科医が逮捕されるという異例の医療事故が起こりました。そして、同じ２００６年に奈良県大淀町立大淀病院で、２００７年奈良県橿原市で、２００８年には東京都墨東病院で妊婦のたらい回し事件が起こっています。助産所では、２００４年に『助産所業務ガイドライン』[35]ができ、病院との連携強化のため、医療法第19条の改正[36]により、２００７年より嘱託医療機関の義務付けがなされました。Ａ・Ｆさんの訴えからは、産科医療は安全を保障しようとするがゆえに、医師も助産師も保守的になり、より管理を強化しようとしていた様子が見え隠れします。

産み方の思想が確立していたA・Hさん

A・Hさんは２０１２年から２０１５年までに、３人の子どもをプライベート出産しています。A・Hさんは20歳の頃から医療者の立会わない出産があることを知っており、体験者との交流の中で出産に対する思想はすでに確立していました。

「(出産するには) 自分で産むっていう自覚が必要だと思う。前提に妊娠は病気じゃない。病気じゃないから病院にかかる必要ないんですよね。基本的にね。昔はね、みんなお産婆さんが来て家で産んでいる（のだから）……」

A・Hさんは、自然環境に優しい生活を重視し、自給自足を行っています。そういった生活を送る中で、若い頃からプライベート出産体験者との交流があり、妊娠出産は本来病気ではなく、女性には産む力が備わっており、女性自身がそのことを自覚し、備わった力で産もうとすれば医療に頼らずとも産めるものと認識し、自分もそういう産み方を大事にしようと考えていました。出産の選択には、人生の中でどのような人とつながりどのような体験談を聴いているかが影響します。

２　病産院での出産後にプライベート出産した人たちの動機

プライベートな環境を重視したＣ・Ａさん

Ｃ・Ａさんは、２００２年に第１子を診療所で出産し、２００５年に第２子、２０１０年に第３子をプライベート出産しました。

Ｃ・Ａさんは、第１子は開業助産師永田さん（仮名）の立会いによる自宅出産を行う予定でした。しかし、陣痛が発来してから60時間以上たっても出産に至らず、助産所の嘱託医の診療所の分娩室を借りて永田さんの介助により出産しています。自宅で〝大勢の友達に囲まれて良いお産をしたい〟と思って意気込んで臨んだ第１子の出産は、かえって進行の妨げになり、出産にはプライベートな環境が最適と考え、第２子はプライベート出産を選択しました。スムーズに進まなかった第１子の出産について、このように話されています。

「友人たち（３人）もすぐに生まれると思っていたんですけど、全然生まれない。助産師さんが３人（永田さんと手伝いの助産師２人）来てくれてて、夫もいるし、狭い空間の中に人がたくさんいると、何か空気が悪くなってくるんですね。それで喧嘩が始まったりするんですよ。そうすると、私は私のせいでこうなってる、早く産まなくちゃってていう心境になってきちゃうんですよね。自分のことより周りが気になって気になって。永田さんもご自宅に電話されたりして、自分より周りのために早く産まなくちゃ、みたいになったんです。（略）それであまり長くかかるから、助産師さんたちがこれはもう産ませようという感じになってきて、破水させたりいろいろされたんですね。（略）で、自分が主役になっていけなくなったんですよ」

そのような第1子の出産の反省から、第2子は「静かに産みたい」、「自分とつながって産みたい」とプライベート出産を行いました。この出産はスムーズな経過で、とても満足な出産体験となりました。その後、C・Aさんは44歳で第3子を妊娠されました。年齢的に産後の家事・育児の負担から自宅出産より助産所での出産の方が望ましいと考えましたが、通える範囲に助産所はなく、再度プライベート出産を選択しました。

C・Aさんは第1子から自然出産を希望し自宅出産に臨んでいます。自然出産を希望していた理由を、自分と「母親との母子関係にある」と言います。C・Aさんの母親は子どもとのスキンシップが苦手でした。また、ハグすることやC・Aさんが子どもに授乳する姿を見て「気持ちが悪い」と言うのだそうです。母親は生まれたとき（その）母親（Ｃ・Ａさんの祖母）が他界し、母親に育てられていません。そして、母親自身は母乳育児をしておらず、Ｃ・Ａさんは人工乳で育てられています。Ｃ・Ａさんは「私の母親は、母親自身が実母に育てられていないことが育児に影響し、私とうまく母子関係を築くことができなかったと思う」と言います。そういったことから母子関係について勉強し、出産するときには子どもと良い関係を築きたい、そのために自然出産と母乳育児が望ましいと考えていたのです。出産の選択には、自分の母親のその母親（祖母）との母子関係、母親の育児や母親と自分の母子関係も影響します。

反復帝王切開を回避したＣ・Ｂさん

Ｃ・Ｂさんは、２００３年に帝王切開で出産し、その後２００６年から２０１３年の間に第２子〜第４子の３人の子どもをプライベート出産しています。

第１子を帝王切開で出産したＣ・Ｂさんは、１度帝王切開で出産すると次の出産も帝王切開が適応になることを知ったうえで自然出産を望みました。Ｃ・Ｂさんは第１子の出産は、助産所を希望していましたが、前置胎盤[37]のため病院で帝王切開による出産となりました。その出産は予定日の1か月半前からの入院で安静を強いられました。入院後、医療者と良い関係を築くために良い患者としてふるまっていましたが、帝王切開の日程は十分なインフォームドコンセントを得られず、納得のいかないまま決められてしまいました。入院後帝王切開の翌日までの状況を振り返り、次のように語っています。

「いざこざが起きて信頼関係を失うよりも、言うこと聞いて産みましょうと思って。その時は良い患者になったほうが（良いと思った）……」

「〝（医師から手術日は）毎週月曜日ですから36週に入ったら、産めるから〟みたいな、〝そんなに早く？〟と言ったら〝陣痛が来てからでは遅いんです！〟と言われて。結局そんなんで、レールに乗っかって産んでしまったんですよ。（帝王切開の翌日は）痛くて痛くてもう子ども産んだ気持ちにもなれなくて……」

このような出産体験は育児に影響しており、それを目の当たりにしていた夫が積極的に出産・育児に関する情報を収集し、夫婦で自然出産の重要性を深く学び合いました。第2子の出産は帝王切開を避けたいものの、近隣には帝王切開後に経腟分娩できる病産院はないし、助産所でも出産できないという情報を得ており、プライベート出産を選択するに至りました。そして、一度も妊婦健診を受けずプライベート出産しています。なぜ、妊婦健診さえ受診しなかったのかについて、Ｃ・Ｂさんはこのように語っています。

「病院に行ったら、帝王切開しましょうって、まず言われるやろうし、そこで争ったり話し合ったり、そこにエネルギーを消耗するつもりもなかった」

このように、Ｃ・Ｂさんは、第1子の出産時に医療者と信頼関係を築きたいと思いつつ、うまくコミュニケーションが取れず、辛い体験となったことから、あえて医療を避け夫と２人だけの出産に臨みました。Ｃ・Ｂさんの語りから、出産時に十分なインフォームドコンセントがなされないままに医療介入を受けることで、いかに女性が傷つくか、またその心理体験は育児に影響することがわかります。そして、そういった出産や育児の体験は、次子の出産選択につながっていくのです。

出産時の長時間の移動を回避したC・Cさん

C・Cさんは、2006年に病院で出産した後、2008年から2014年の間に北海道で第2子〜第4子の3人の子どもをプライベート出産しています。

22歳の若さで第1子を出産した際には、出産は病院でするものだと思っており、本州にある実家近くの大学病院で出産しました。しかし、家族の立会いはなく、病院では放置状態にされ、選択の余地もなく会陰切開をされた出産が良い思い出ではなく、後に病院出産に疑問を持つようになりました。なお、会陰切開とは、分娩時に剪刀で会陰を切開する手技で、会陰の深部や肛門に裂傷がおよぶのを防ぎ、児の娩出を容易にする目的で行われるものですが、『WHOによる医学的に正しいお産を保証する59か条』では、「しばしば不適切に使われたり、不適切に実施されること」の中の一つに挙げられています。[38]

こういった第1子の出産体験からC・Cさんは自宅出産に関心を持ち、第2子の出産には自宅出産を希望しました。しかし、この地域には自宅出産に立会ってもらえる開業助産師はいません。ようやく通院に約1時間半かかる場所に助産所を探し当て、そこで妊婦健診を受けていました。しかし、陣痛が始まってから助産所まで移動する（助産所に行く）のを避けたいと考え、自宅で生まれてしまったことにしようと考えました。

「〇〇助産院にはかかっていたんだけれども、（略）焦って車に乗ってハラハラするのも良くないと思って、だったら家でゆっくりとここにいていいんだという安心感で産みたかった。緊張もしたくなかった」

私は、C・Cさんが、陣痛が始まってから遠距離を移動することは安心、安全ではないと判断したことと、そのためにプライベート出産を選択したことを否定することはできません。自宅出産を望んでも開業助産師に来てもらえない環境こそが問題だと思うからです。

自分で産むという意識を重視したC・Dさん

C・Dさんは、2006年に第1子を診療所で出産し、2014年と2015年に第2子、第3子をプライベート出産しました。C・Dさんは、第1子の陣痛促進剤を使った出産に納得できていませんでした。2回目の妊娠の際、自然出産を望み助産所や自宅出産を引き受けてくれる助産師を探しましたが、居住地周辺にはいないことがわかりました。病産院で産まない選択はプライベート出産の選択です。ところがその妊娠は残念ながら流産となりました。その後、第2子となる次子を妊娠しました。今度はずっと逆子で経過しました。逆子の出産にリスクがあることは承知しており、病産院で産むかプライベート出産するかずいぶん悩み考え、死にも向き合いました。最終的にどのような思いで決めたのかについて、このように話しています。

「(第1子の出産は)全然やっぱ無知で知らないから、じゃあ、〝そんなに危ないんだったら促進剤お願いします〟って言ったけど。でも、やっぱその無知が結局は(略)、病院に丸投げだったたんやなって……」

「流産して、(略)やっぱいのちって私がどうこうもできなかったので。この子はやっぱり私のおなかに入りたかった子や。(略)この子が本当に生きるんだったら、どんな出産だろうが生きるやろう。で、本当に死ぬいのちゃったら、病院でも死ぬものは死ぬんやと。そのときに、私はやっぱ病院で産んで死んだときにすごい後悔すると思って……」

このように、第1子は出産について勉強することはなく、自分で産むという意識もないまま出産し、その結果満足な出産ができず、その反省から、第2子の出産は、自分の力で産みたいと考えていました。しかし地域に助産所はなくプライベート出産の選択しかありません。さらに流産の経験から、生まれてくる子のいのちは、産み方や産み場所で決まるものではなく、子ども自身の生命力によるものと考え選択しました。Ｃ・Ｄさんは、医療の管理下で産むことが絶対的な生命の保障につながらないのだから、授かった子ども自身の生命力を信じ尊重しようと考え、選択したことがわかります。

医療介入の回避と開業助産師不在により選択したＣ・Ｅさん

２０１５年に第４子をプライベート出産したＣ・Ｅさんは、福島県で２００５年と２００９年に第1子、第２子を病院で出産し、２０１１年の東日本大震災の後、原発の放射能汚染から身を守るため北海道に移住し、２０１３年に第３子を病院で出産しました。ところが、第1子はフルコースの出産で、第３子は子どもの立会いが禁止され、病院での出産に疑問を感じていました。Ｃ・Ｅさんの言うフルコースの出産とは、剃毛、浣腸、分娩誘発、会陰切開、クリステレル胎児圧出法、吸引分娩と経腟分娩の際に行われるすべての医療介入を受けたことを指しています。そして第4子を妊娠し、今度は出産できる病院は地域に1か所あるものの、入院すると上の子を預かってもらう人がいないこともあり、自宅出産したいと考えました。しかし、この地域に立会いが可能な開業助産師はいません。自宅出産するならプライベート出産するしかないため、妊婦健診を受けている病院の医師、助産師に相談しましたが、理解が得られないどころか酷い対応をされ、後に保健師も来ました。それらのやり取りと、プライベート出産を決めるまでの心の動きをこのように話されました。

「助産師さんに相談したら、〝危険だからやめなさい〟と脅されました。先生（医師）は、〝巻き込まないでください。うちに来ないでください。安易に考えているようですが……〟と言って、（車で1時間半程度かかる）助産院へ紹介状持たされたんです。保健師さんが来て〝風変わりなこと〟って言われたりもして、自宅出産するという選択はないんだな、でもしちゃいけないの？　と思ったんですよね。（紹介状を持って）助産院に行ったけど、今度は先（診察の前）にプライベートと言っちゃってたんで、

〝健診できない〟と言われたんですよ。（略）それでどうしようかと悩んでいたら、知り合いの人から、娘さんの出産で〝陣痛がきて救急車で運ばれている最中に車の中で生まれちゃって、（子どもの祖母にあたるその女性が）自分で取り上げた〟と聞いて、自分でもできる（医師・助産師がいなくても出産できる）かもという気がしてきたんです」

Ｃ・Ｅさんは、最初からプライベート出産をしようと決めていたのではなく、自宅で出産をするために専門家である医師、助産師に相談し、どのようにすればより安心・安全に出産できるかアドバイスをもらおうとしたのです。ところがその相談は、受診拒否という形で跳ね返ってきました。Ｃ・Ｅさんにとってそれはまさかの対応でかなりのショックな出来事でした。医師は開業助産師に相談させるべく紹介状を書きましたが、Ｃ・Ｅさんは助産所でも相談できず不快な思いをし、さらに保健師にも理解が得られず、医療者に対しても行政に対しても信頼を失ってしまいました。その後、自宅から１時間半以上かかる場所に自宅出産専門の助産所があるので念のため相談したものの、引き受けてもらうことはできませんでした。開業助産師が出産を扱う場合には『助産業務ガイドライン』[39]を遵守しなければなりません。このガイドラインでは、助産師には原則として自宅出産は移動に1時間以上かかる場合は取り扱ってはいけないことが定められています。そして知人が救急車の中でお孫さんを取り上げたという事実を知ったことが決定打となっていました。

プライベート出産の選択には医療者の対応が影響します。

3 助産所での出産後にプライベート出産した人たちの動機

病院と助産所での出産体験から自律した出産を希望したD・Aさん

D・Aさんは、2002年に第1子を病院で出産しました。その出産の際に受けた医療処置による苦痛から、2011年の第2子の出産には助産所を選択し、さらに助産所の出産体験から2013年の第3子の出産にはプライベート出産を選択しました。

本州から北海道に移住し、農業を営んでいたD・Aさんは、第1子から自宅出産を希望していました。ところが、居住地域には開業助産師が不在のため自宅出産を断念し、病院で出産しました。なるべく医療介入を避けたい思いがあったため、分娩が長引き医師から陣痛促進剤を勧められたものの断り続け自然陣痛で出産できました。しかし、いよいよ生まれるという時に、不本意ながらもクリステレル胎児圧出法と会陰切開を受け、医療に疑問を持ったと言います。クリステレル胎児圧出法は、陣痛発作に合わせ子宮底部を手で圧迫し、児の娩出を促す手技です。

「産むという時におなかを圧されたんですよね。それで切ってもあった（会陰切開もされていた）んだけど出血が酷かったんですよ。あんまりにも痛すぎて痛み止めももらったんです。ここまで頑張ったのに最後に圧すかぁ～、って感じですよね。やっぱり病院では2度と産むまいと、その時思いましたね」

D・Aさんは、陣痛促進剤の使用は拒否できたものの、いざ出産という時には説明もなく突然医療処置が施されました。拒否することができずに苦痛を強いられたため、次の子を出産する際には病院では産まないと思うに至りました。第2子も自宅出産は諦め、通院に片道2時間程かかるものの助産所を選びました。出産は問題なくスムーズにできたものの、今度は医療者の立会う出産が人任せになってしまうことに納得できなくなり、もっと自律した出産をしたいと考え、第3子でプライベート出産に臨みました。D・A

さんは第2子の出産体験をこのように語っています。

「病院を経て、助産院で産んでみた感じ、なんかまだ周りに人がいるっていうのがどうしてもその人のせいにしちゃうというのか人任せにしちゃうというのか、（略）なんかまだやり切ってない感というか、結局わかんないことばっかりだったなって……」

「りきむ必要なんかないんだろうなって、（陣痛が）来るにまかせて自分のコントロールさえ抜きに、そのまんまを受け入れた出産をしたいと思ったんですよね。誰にもアドバイスをされないお産をしてみたいと思って……」

このように、D・Aさんは自身の感覚にゆだねる自律した出産を望み、第3子の出産はプライベート出産を選択しました。その背景には、第1子妊娠中の頃から湧水を使い、なるべく玄米菜食で化学的なものを採らない自給自足と、動くことを大事にする生活スタイルがあり、自分で産める自信がありました。そしてパートナーに理解があったことも、プライベート出産選択のベースにあったと言います。出産は人生そのものです。プライベート出産の選択や自律的な出産には、出産についてどのような思想を持ち、どのような生活を送っていたかが影響します。

助産所での出産体験からより自由な出産を希望したH・Cさん

病産院での出産を経ず、助産師のサポートで助産所あるいは自宅出産をした人の中にも、自分の身体感覚で児が生まれてくるペースを感じながら産みたいという希望を持ち、プライベート出産を選択した人がいます。

H・Cさんは、２００５年から２０１１年の間に第１子から第３子まで３人の子どもを助産所で出産し、その後２０１４年に第４子をプライベート出産しています。

H・Cさんは、第１子からなるべく医療介入の少ない出産をしたいと考え、第３子まで助産所で出産しました。信頼できる助産師の立会いのもとで出産していたH・Cさんは、第３子を出産し、今度は誰からも何も指図されずに自由に産んでみたいと思うようになり、第４子でプライベート出産に臨みました。H・Cさんは第３子の出産体験をこのように語っています。

「〝こういう姿勢にして〟とか、〝お尻突き出して〟とか、わりと言われたんですよね。後になって、好きな体勢で産みたかったなとか思いましたね」
「すごく信頼してるので、まあそういうもんかなと思っていたんだけど、ふつふつと疑問が、あれ、私もっと自由にやりたいし。やれるような気がするな〜って」

H・Cさんには医療不信はありません。逆に信頼できる助産師のサポートのもとに行った3回の出産によって自分で産める自信ができ、その結果、より自由で自律したプライベート出産を選択するに至ったのです。

第3節　プライベート出産選択の動機から浮き彫りになる現代の出産環境

プライベート出産体験者の語りから、彼女らの出産観は、「出産を自然の営みとして捉え、医療介入を避け備わった力を発揮し産む」というものだとわかります。そして、プライベート出産選択の動機は、大きく三つに分類できます。

一つ目は、より自律的に、より自由な出産を望み選択したというものです。すべての出産をプライベート出産したＡ・Ａさん、Ａ・Ｈさんは、第１子を妊娠する前から出産観が確立しており、最初から医療に頼らず出産しようと考えていました。そして、その後もすべてプライベート出産しています。Ｃ・Ａさん、Ｄ・Ａさん、Ｈ・Ｃさんは、プライベート出産する前に、開業助産師の立会いによる出産を経験しています。皆、一回一回の出産体験を通してさらに出産観が深まり、プライベートな環境で出産することが、より自分らしい自律的な出産につながると考え選択したようです。

二つ目は、妊婦健診や出産時に医療者と関わる中で医療不信に陥り、医療を避けたい思いが動機となったというものです。Ａ・Ｃさんは妊娠の説明の仕方に違和感を持ち、Ａ・Ｆさんは自宅出産の希望に対して不安を煽られ、Ｃ・Ｅさんは受診拒否に遭いました。Ｃ・Ｂさん、Ｃ・Ｃさん、Ｃ・Ｄさん、Ｃ・Ｅさん、Ｄ・Ａさんたちは、出産時に、帝王切開術、会陰切開やクリステレル胎児圧出法、陣痛促進剤による分娩促進といった医療処置を受けました。その中には、Ｄ・Ａさんのように、できる限り医療介入を避けたい思いを伝えながら出産に臨んでも、会陰切開やクリステレル胎児圧出法は回避することができなかったという人もいれば、Ｃ・Ｄさんのように、自身があまり勉強することなく出産し、無知だったがゆえに陣痛促進剤を使用した出産となり後悔したという人もいます。また、C・Bさんの帝王切開による出産は、一方的に手術の日時が決められました。納得のいくインフォームドコンセントの得られない中での医療介入により、心身ともに苦痛を強いられた経験が、プライベート出産の選択につながっていたのです。

三つ目は、開業助産師の立会いを望めない環境です。出産を自然の営みとしてとらえる出産観を持つ女性の多くがまず考えるのは、開業助産師の立会いによる助産所での出産や自宅出産です。C・Cさん、C・Eさん、D・Aさんは、身近な場所に助産所がなく、開業助産師の立会いを望めないことがプライベート出産の選択に影響していました。C・Cさんは助産所に通いながらも遠方のため、陣痛が始まってから移動することへの負担の回避のため、間に合わず生まれてしまったことにしようと企てていました。語りを紹介しなかったインタビュー協力者の中にも、自宅出産を望み出産に立会ってくれる開業助産師を探したがいなかった（探すことができなかった、含む）、通える範囲に助産所がなかった、あるいは開業助産師と接点を持ちながらも『助産業務ガイドライン』の規制などを理由に立会いを断られたなど、助産師の立会いによる出産ができなかったことがプライベート出産選択の動機の一つになっていた人が多数います。

例えば、インタビューを行った２０１５年、２０１６年は、北海道では助産所は札幌市と、旭川市、釧路市にあるのみで、助産所の出産を選択できるところに住む人は限られていました。北海道でプライベート出産したＤ・Ａさんは第２子を、Ｈ・Ｂさんは第１子第２子を助産所で出産しましたが、２時間かけて通い、出産時は陣痛中にそれ以上の時間をかけて（ゆっくりの運転で）移動しています。そして両者ともにその後の出産は、プライベート出産を選択しました。おふたりが助産所で出産した後にプライベート出産を選択した理由の一つには、移動の問題もあり、両者ともに負担を強く訴えていました。

北海道以外に、佐賀県や新潟県でプライベート出産した人も同様に、１時間以内で来てもらえる場所に開業助産師がいないため選択していました。奈良県の方は、通える範囲にあった助産所が閉院されたタイミングで妊娠し、プライベート出産を選択していました。また、助産所で出産予定だったものの血液検査で異常が見つかり、リスクがあるという理由で助産所では引き受けてもらえなくなり、プライベート出産を選択した人もいました。

このようにプライベート出産の選択には、開業助産師の偏在と、さらには『助産業務ガイドライン』[39]の規制によって、「助産師の移動は原則1時間以内に制限」され、「助産所で扱える分娩も制限」され、開業助産師の立会いによる出産が望めないことが大きく影響していました。この影響を受けたのは２０１４年や２０１５年など、インタビューの直前にプライベート出産した人に多く、第1章で示した助産所の衰退の影響が、年々大きくなっているのではないかと考えます。

以上のように、インタビューに応じてくださった方々がプライベート出産を選択した動機から、現代の日本の出産環境は、医療化により、産む側の意志よりも医療側の判断基準が優先され、妊産婦が医療不信に陥るほど「管理的」だということ、そして、自然出産を望む女性たちが開業助産師の立会いによる出産を望んでも、実現しにくい状況にあることが浮き彫りになりました。

プライベート出産は、社会的に非常識な行為とみなされ、医療者は危険性を危惧し制止しようとしていますが、体験者らへのインタビューによって、彼女らは自らの出産観をもとに出産方法を選択した結果、医療者が立会う環境では望む出産ができないために、プライベート出産に臨んでいることがわかりました。

女性には自分の望む出産を選択する権利があります。したがって、より自律的な出産を望む女性の意図が理解され、その選択とその安全性が保障されるための出産環境の構築が必要です。特に、助産所の衰退によって、開業助産師のサポートを受けられないことがプライベート出産選択への動機のひとつとなっていることを考慮すると、助産所の存続、発展が望まれます。

第3章　プライベート出産体験

第1節　妊婦健康診査の受診状況と出産経過

1　妊婦健康診査の受診頻度と受診の目的

出産の経過には妊娠中からの健康管理が影響します。では、インタビューに応じてくれた彼女らはどの程度の頻度で妊婦健診を受診し、どのように医療者と関わり、どのような出産となったのでしょうか。

30名による55件のプライベート出産の妊婦健診の受診状況は多様で、全く未受診9件（16・4％）、1～2回受診16件（29・1％）、不定期に複数回受診17件（30・9％）、定期的に受診10件（18・2％）、不明3件（5・4％）でした。彼女らが受診しなかった理由は、「妊娠中から母子の健康状態を自己管理しよう」というものと、「医療不信により医療を避けたい」ための2通りです。逆に受診した理由は、妊娠を確認し予定日を知る、前置胎盤や逆子ではない、血液検査に異常がないなどプライベート出産が可能そうか判断するため、あるいは個人的なリスクへの心配に関して診断してもらうなど「診察内容に明確な目的を持って受診する」、「妊娠経過に異常がないか確認する」、あるいは「プライベート出産を行う意向を伝える」などのため、また一般の妊婦と同様に「決まり事として定期的に通う」でした。特に、妊娠前からプライベート出産をしようと考えている人の場合は、受診の目的が明確で、受診回数にも計画性がありました。そして、プライベート出産の意向を正直に「医療者に伝える」場合と、「伝えないで医療者にわからないようにしようと企てている」場合があり、正直に伝えた場合は、医療者の対応によって、その後の受診状況が変わっていました。

2　出産経過

出産の経過は、インタビュー内容を私が判断したところ、50件が正常で5件に異常が起こっていました。異常があったのは、第2章で紹介したA・Hさんの第1子と第3子の2回（胎盤遺残）、C・Aさんの第3子（出血多量）、C・Dさんの第2子（逆子・新生児仮死）、そして紹介はしていませんがA・Eさんの第3子（早期産）でした（56・57ページ表2）。異常が起こった出産の妊婦健診の受診状況は、A・Hさんは第1子第3子ともに不定期に受診しており、C・Aさんは1回のみ、C・Dさんは定期的に、そしてA・Eさんは不定期に受診していました。なお、未受診の9件はすべて正常出産でした。これらのことから、出産時の異常の発生に、受診の頻度が関係しているとは考えられませんでした。

出産時に異常が起こった4名の経過を紹介します。

まず、A・Hさんは第1子と第2子の際、不定期に受診し病院にはプライベート出産の意向を伝えないで出産に臨んでいました。第1子の出産は子どもが生まれて11時間経っても胎盤が出ず、役場に相談しました。保健師から病院受診を勧められたものの拒んだため、助産師の資格も持つ保健師が自宅を訪問し、胎盤を娩出させました。第2子のプライベート出産は、特に問題なく終えました。そして、その後第3子を妊娠したA・Hさんは、健診時に医師から産み場所を問われました。正直にプライベート出産の意向を伝えたところ、「出産の危険性や合併症について、また、緊急時の受診は可能であるが、状態によっては手遅れになったり、対応できない場合は他院に搬送されることも考えられる」旨、文書と口頭で説明を受けた上で、「自宅出産は自身の都合によるものので、一切の責任は本人と家族が負い病院には迷惑をかけない」という文面の誓約書を提示されました。A・Hさんは、緊急時への対応を考えてくださった上での提案だと好意的に受け取り、誓約書にサインをしました。そして、第３子の出産では第１子の出産時同様に胎盤が出ず、文書に沿って病院に受診を依頼し、処置を受けることができました。

44歳の高齢で第３子を妊娠したC・Aさんは、助産所の出産を希望するものの通える範囲に助産所はなく、病院出産をしたくなかったのでプライベート出産しか選択肢がないと考えました。そして高齢出産となる自分の体がプライベート出産に臨める状態か診てもらおうと、妊娠初期に病院を受診しました。ところが、問診票に正直に（右記の）診察の意図を記載したため、診察を拒否され受付で帰されたと言います。プライベート出産を考えていることが原因で受診拒否に遭ったのです。その後、他県の診療所で診察を受け、「問題ない」と言われプライベート出産を行うことにしました。その後は受診していませんでした。そうしたところ、出産時は出血多量（出血量は不明）となったのです。

逆子をわかった上で第2子をプライベート出産したC・Dさんは、定期的に受診していました。出産は、「（子どもの）身体が出てから頭が出るまでに時間がかかり、生まれてすぐには泣かなかった」と言います。仮死状態だったと考えられます。

4人の子どもをすべてプライベート出産したA・Eさんは第3子が早期産でした。A・Eさんは、第1子の初診の際、C・Aさん同様に、病院でプライベート出産の意向を伝えたところ診察を拒否され、妊娠を診断してもらうために他県の病院を1回受診していました。医療に不信感を持ったため第2子は未受診で出産し、その後転居し第3子を妊娠しました。この第3子の妊娠は、地域の保健師に未受診であることが把握され、保健師から受診を促されました。通える範囲に自然出産に理解のある医師がいる病院があると聞き、受診してプライベート出産の意向を伝えたところ、「良いんじゃない。何かあったらうちで診ます」と異常時の対応を引き受けてもらえることになり、不定期ながら通いました。ただ、A・Eさんは腹部の緊満を指摘され安静にするよう指示されていましたが実行できず、9か月の早期産となりました。

第2節　プライベート出産体験の語り

では、実際に医療の対極にあるプライベート出産は、どのような出産体験となっていたでしょうか。

インタビュー協力者によるほとんどのプライベート出産は、夫（子どもの父親）の理解と協力によって夫の立会いのもとに行われていました。本人より子どもの父親の方が先にプライベート出産の情報を得、プライベート出産の選択に積極的に関与した夫婦も少なくありませんでした。インタビューには子どもの父親の半数以上（17名）が自主的にその場に同席されており、プライベート出産への子どもの父親の積極的関与の様子が窺えました。

主に第２章でプライベート出産を選択した動機を紹介した方や、本章の第１節で紹介した出産時に異常が起こった方を中心に、本人もしくは夫の語りを紹介します。

生活の営みの中で行う出産に意味を見出したA・Cさん

A・Cさんは、万が一自分か子どものどちらかが死に至っても、自分たち夫婦で選択し、決定したことが重要と考え出産に臨みました。ところが、第1子のプライベート出産は40時間におよび、疲れて最後は上体を起こすことさえできない状態になってしまいました。しかし、力が抜けたことで子どもの生まれる力を感じたこと、そして身体に侵襲がなかったことを、このように語っています。

「(最初は) 陣痛がきたときに、わざとそこにぶら下がってみるとか、わざとしゃがんでみる、わざとスクワットしてみるとか、もうめっちゃアクティブにやってて……」

「もうここにこうやってもたれてるだけだった、最後は。ほんであとはもう本当、いきみも、さあいきんでとかじゃなくて、もう勝手に体がいきんで○○○ (子どもの名前) が押してきて、ああ、いきみってこうやって勝手に体から出るもんなんだって。会陰も切れなかったし、本当にゆっくり生まれましたよ」

Ａ・Ｃさんは、頑張って早く産もうと、最初は本などで得た知識をいろいろ試していたけれども、最後はいきむ力はなくなっていました。しかし、そのことで、いきみは自分の意図で行うものではないことを体感し、出産とは自分が産むものではなく、子どもが子ども自身の力で生まれてくるものだと理解しました。そして、ゆっくり生まれたことで、会陰に傷ができなかったことも強調していました。

この出産は破水から始まりました。対処方法がわからず、助産師の大本さんに電話で問い合わせました。大本さんの声に励まされ安心したＡ・Ｃさんは、大本さんを「こころの助産師」と言い、「プライベート出産には大本さんの存在が心の支えになった」と話していました。しかし、後に、Ａ・Ｃさんは、「大本さんから、（自身が）プライベート出産をしようとする人とこうやって関わっていたことや、遠方の自宅出産を引き受けていたことが助産師会で問題にされ、プライベート出産の相談に応じるのをやめ、また自宅出産を扱う範囲も縮小したと聞いてます」と話していました。確かに、日本助産師会は開業助産師に向けた警告文「警告‼　生まれてから助産師を呼ぶ無介助分娩に巻き込まれないようにして下さい‼」[40]を示し、プライベート出産をしようとしている妊婦と関わることへの注意を呼びかけています。

そして、第2子、第3子もプライベート出産を行ったA・Cさんは、第3子の出産は、陣痛が始まってからも上の子どもたちに本の読み聞かせをするとか、とげが刺さったので抜いてほしいと要求され応じるなど、余裕のある出産となっています。

「本読みながらとか、とげ抜きながらでも、そうやって迎えられる陣痛でありお産っていうのが暮らしの中にあって、私、本当にこれがしたいと思ってた」

施設に入院して出産すると、入院中、上の子どもは母親が不在となり普段とは違う生活を強いられます。それに対して、プライベート出産は自身にとっても子どもたちにとっても日常生活の一コマでした。A・Cさんは、もともとこういった暮らしの中にある出産を望んでいた自分を発見し、それが実現したことが大きな喜びとなっていました。

子どもとの愛着形成につながる体験となったC・Aさん

C・Aさんは、母親との関係がプライベート出産の選択に影響していました。そして助産師の立会いによる第1子の65時間におよんだ自宅出産は、「良いお産をする」と意気込み、「完璧主義になりすぎてリラックスできていなかった」と振り返っています。第２子、第３子をプライベート出産し、第３子の出産を通して、出産とは自分が産むものではなく、子どもが生まれてくるものだとわかり、かつ、出産は母子の愛着形成に関係することを確信し、「自分の母親との関係の不自然さの理由がわかった」と言います。第３子の出産体験をこのように語っています。

「長女も次女も、本当に自分が産もう、産もうってしてたんですね。私が産むんだ、産まなくちゃ、産もう産もうとしてたの。でもだんだんと、赤ちゃんは自分で自然に生まれてくるんだっていうことがすごく体感的にわかってきて。（略）私は一切もう何もしないって、邪魔をしないって決めたんですね」

「途中からかな。声が聞こえてきたんですよね。（略）〝ママ〟って言ってたかな。〝お母さん〟っつったかな。〝何もしなくていいよ〟っていう声が聞こえてきたんですね。何も、産もうとしなくてもいいって。（略）任せてみたいな感じで。で、聞こえてきて、呼吸とかのことも指示してくれるような感じなんですね」

「母と私との関係が、相いれないものがすごく、今でもそれはあるんです。（略）（でも）子どもたちには、本当に無償の愛が、子育てしながら止めようもなく溢れてくるんです。もう可愛くて可愛くてしょうがない……」

母子関係が人生のキーワードであったC・Aさんは、子どもに誘導され出産した体験によって、自分と娘の愛着形成過程を体感しました。逆に、母親との関係は、やはり、母親の誕生体験（母親が生まれたときの体験）と出産体験（母親が出産したときの体験）によって、自分との愛着をうまく築けなかったことが影響していると確信したようです。

ところが、C・Aさんの第3子のこの出産は出血が多く、代替療法の一つであるホメオパシーを学んでいたことから、自己の判断で「ホメオパシーを飲んで止血した」と言います。専門家の立会いの必要性について、「そういうこともあるのでね、できたらば助産師さんとか助産院とか、見守っていただける中で、信頼がある中で産めるのが良いなと私は思いますよね」と話していました。

わが子の生まれ出る力を感じ取ったD・Aさん

Ｄ・Ａさんは、第2子の助産所の出産にどこかもの足りなさが残っていました。そこで、姿勢やいきみ方など誰の指図も受けない自律的な出産を望み、第３子にはプライベート出産を選択し、お風呂で水中出産しました。出産時の姿勢は自然と決まり、特にいきむことなく子どもは生まれました。

「やっぱりお任せ、人任せじゃなくってていうか。でも自分の意思で（体を）動かすんじゃなくて、ただこの生まれてこようとしているものに任すというか、この感覚を味わいたかったんだよなって。やっぱりこうだったたっていう確信というか満足感はありましたね」

このように、Ｄ・Ａさんは子どもの生まれる力に身を任せたプライベート出産の体験を通して、出産は子どもが主役であることを体感し、これが本来のお産のありようだと納得し、深い満足感を得ました。

完全な玄米菜食ではないものの、湧き水の出る地で養鶏業を営み、自給自足を目指し、無農薬の野菜を作り、洗剤も使わない、そしてよく動く生活を長年実践していたD・Aさんは、自信を持ってプライベート出産に臨んでいました。プライベート出産を選択した背景にある生き方について、このように語っています。

「〝生きるとは〟っていうことを突き詰めるというか、そういう生き方を実践っているうか、あらゆる場面で。出産だけにかかわらず、地球の中の人間の生き方、在り方みたいなやつを生活全般で意識してれば、出産も必ずそこにどうしても行き着く……」

D・Aさんは、食を中心に自然と向き合い、「生きる」ということを意識したライフスタイルを取る中で獲得した生命観（地球の中の人間の生き方）から、プライベート出産にたどり着いています。このようなライフスタイルで日常的に身体作りを行っていたことから、自分で産めるという自信を持っていました。そして、産まされることなく、子どもの生まれ出る力に身を任せた出産体験に、これが本来のお産のありようだと納得しました。

しかし、出産について学ぶ場がなかったことで、第1子は自然出産を望みながらも病院出産を選択し、不本意にも産まされてしまう経験をしました。第２子は２時間かけて助産所に通い出産するなど、納得し満足のいく出産を実際に体験するまで紆余曲折ありました。このことから、これから出産する多くの女性には、医療にお任せの出産ではなく、主体的に出産に臨んで欲しいと願い、「助産院っていうか、（略）お産の家みたいな、自分で産むもんなんだっていうことを教えてくれる場所が必要」と語っていました。

ひとりで産むことで産んだ実感を得たＨ・Ａさん

Ｈ・Ａさんは、助産所で生まれた姉が障害者となったため、母親は医療の管理下にない出産は危険という考えを持つようになり、Ｈ・Ａさん自身と妹、弟は大学病院で生まれました。しかし、母親から聞いていた自身の誕生は、自分の力で生まれたというものではありませんでした。そして、自分の力で生まれることができなかったという思いがトラウマとなり、それを解消するために自然出産したいと思っていました。そこで第１子を助産所で出産し、第２子も助産所で出産予定でした。ところが第２子の妊娠中に血液検査で異常が見つかり、助産所では出産を引き受けてもらうことができなくなり、プライベート出産を選択しました。

そして出産は、夫が頭痛のため休んでいる間に、ひとりでお風呂に入り水中出産したというものでした。ひとりで出産した体験についてこのように語っています。

「こんな楽なんだなって思ったんですね、自分で産むってことが。（略）やっぱひとりで集中できて本当良かった。誰もいないほうが私は良かったっていうか、野生の動物はそうやって産んでるじゃないですか。だから、もうそれが自然の摂理というか、すごい楽でしたよね」

「1人目のときは人が取ってくれた出産だけれども、2人目は自分で取ったじゃないですか。そりゃ自分しかいないから。だから、何か本当に産んだ実感っていうか、出てきたのも自分でさわったし、すべてが自分なので、産んだっていう実感がもうまるで違った。私が産んだんだなって……」

「四つん這いだとこんなに楽。どんだけ痛みが違うんだって思いましたね」

誰にも邪魔されず、誰かに気を遣ったりすることなくひとりで産んだこの出産は、とても楽で、産んだ実感を伴う最高の出産であったようです。

Ｈ・Ａさんはトラウマが解消したのみならず、「母親も、姉の出産以降病院で産まなければ危険と考えていた認識が変わってきているよう」と言っていました。

至福な出産体験となったＨ・Ｂさん

北海道に住むＨ・Ｂさんは、第1子の出産から自宅出産を希望していましたが、引き受けてくれる助産師が地域にいないことを知り、プライベート出産の選択を考えました。しかし夫の理解と協力を得られず、第1子、第2子とも車で片道2〜3時間かけて助産所に通い出産しました。新しいパートナーができて第3子を妊娠し、パートナーの積極的な同意のもとプライベート出産に臨みました。パートナーと共に臨んだこの出産が、とても至福な体験であったことについて、このように語っています。

「（出産している際は）すごい守られてる感じがあって、（略）、何か全部に守られていて大丈夫なんだって、産みながらも何かもう涙が出てくる感じですよね。ありがたすぎて……」

「自分の人生の中で一番気持ち良い体験というか（略）。産んでるだけじゃなくって、自分が生まれたときのことも含めて全部、その何か温かさみたいなのを、きっと全部のつながりを感じられるから。（略）、もしその経験を多くの人ができたら、もっといのちを大切にしたりということに、どんどんつながっていくと思うんですよ。（略）、ほかの人がこれを選択して、もしこう思う人が増えたとしたら、何かもっと平和的な社会にきっとなってくるって、すごい感じますよね」

しかし、このように至福な出産体験となった一方で、H・Bさんは、妊婦健診を初診以降受診していなかったことから、居住地の担当保健師から「〈虐待予備群〉のような扱いで電話訪問や家庭訪問を受けていた」と言います。出産当日、保健師に無事に生まれたことを電話で報告すると、事実確認のため役場の職員と一緒にやってきて、無理やり家に入り新生児を見ようとしました。パートナーが、出産当日の母親は安静が必要で、特に新生児は抵抗力が弱いため、外来者との面会を避けたい希望を伝えたものの応じてくれず、押し問答になりました。憤慨したH・Bさんは、生き方の選択として、プライベート出産を選択したことについて、このように話しています。

「もうこの世界の中で一番ベストな安全な方法を選んで産んでるのがプライベート出産なわけじゃん、私たちにとっては。そこがもう相手との価値観、役所との価値観がさ（違っていた）……」

「（自分たちは）自分の生き方の選択の一つとして、子どもと向き合って、ちゃんと自分の自然の流れに沿ったお産を（した）……」

「病院に行くことで子どもを守る人もいれば、病院に行かない選択が子どもを守るという、私たちみたいな人間もいる……」


Ｈ・Ｂさんに対する保健師など行政の対応から、Ｈ・Ｂさんは注意を要する妊婦としてみられていた様子が窺えます。なぜ「虐待予備軍」のような扱いを受けたかというと、厚生労働省[41]は、子どもの虐待による死亡が生じ得るリスクとして、「妊娠の届出がされていない」、「母子手帳が未発行である」、「妊婦健診が未受診である」、「医師・助産師が立会わないで自宅などで出産した」を挙げており、おそらく、Ｈ・Ｂさんが該当する妊婦とみなされたからでしょう。実際にはＨ・Ｂさんは未受診ではなく、妊娠初期に受診し妊娠の届出を済ませ、母子健康手帳の発行もなされていたのですが。このことから、病院など医療機関の医療者のみならず、保健福祉に関わる行政からも、プライベート出産は問題視されていたことがわかります。

帝王切開後のプライベート出産で家族愛を語ったC・Bさんの夫

第1子を帝王切開で出産したC・Bさんは、その際、医師とうまくコミュニケーションをとることができず、納得ができないまま言われるとおりに出産し、うまく育児のスタートをきることができず、医療不信に陥っていました。医療不信以外にも、帝王切開で生まれた第1子は誕生時の体験がトラウマとなっているのではないか、子どものトラウマを解消するために、今度は自然出産する必要があるのではとの考えもあり、夫婦で第2子の出産にはプライベート出産を選択していました。その点について、夫はこのように語っています。

「夜泣きがすごくて、1歳くらいかな。2時とか3時。一番夜が深い時間帯になったら突然〝ぎゃー〟って泣くんですよ。いろいろ本読んで、夜泣き、こんだけ泣いてんのは、帝王切開のトラウマなんじゃないかなっていうふうに気がついたんですよ」

「ゆっくり寝てて、さあいつ出ようかって自分が楽しみにしてるときに、突然切り裂かれたショックみたいなのが、その夜泣きになったんかなとか思って……」

「今度はちゃんとしたお産を一緒に体験したら、そのトラウマ解消されるんちゃうやろうかっていう。自分がきちんと生まれたかったっていうのを体験さしてあげるっていうか。（略）（それが大事だと）思って、（夫婦で）力を合わせてここで一緒に産もうって。で、もう病院には行かないっていうふうに決めたんですよ」

「それで無事に（第2子出産の）次の日から夜泣きがなくなったんです」


このように、実際に、プライベート出産した翌日から、1年以上毎晩続いた第1子の夜泣きがなくなり、C・Bさん夫婦は納得しました。

そして、死と向き合いプライベート出産を選択したことについて、夫はこのように考えていました。


「（子どもは）授かりもんやし、普段からちゃんと愛し合ってたら大丈夫やっていう確信みたいなんがあって。そこで2人がいがみ合ったりしたらよくない結果になるかもしれんけど、そうじゃなくって、もう力を合わせて、生まれてきてねっていう気持ちがあったら絶対大丈夫やと思う」

C・Bさんの夫が言うとおりに、第1子が誕生時のトラウマを抱えていたのか、それを検証することは不可能でしょう。しかしながら、第1子出産時のC・Bさんの苦痛を夫は共有し、その後、夫妻は同じ思いで育児にあたり、同じ考えのもとにプライベート出産を選択している様子が窺えました。夫の「普段から愛し合っていたら大丈夫」という言葉にあるように、C・Bさんがプライベート出産に臨んだ背景には、夫の支え＝家族愛がありました。プライベート出産には、夫婦の信頼関係が重要です。

逆子のプライベート出産により人生観が変容したC・Dさんの夫

逆子だったC・Dさんのプライベート出産は、最終的に夫が「万が一、何があっても誰のせいにもしない。全責任を自分がとる」と腹を括ったことがGOサインとなっていました。子どもは仮死状態で生まれたようですが、夫は動じなかったようです。

では、夫は、どのように出産に向き合い、プライベート出産によって、どのような人生観を持つようになったのでしょうか。

「(感じたことの) 一つはやっぱお産っていのちがけなはずなんだと。(略)、家族のいのちを、本当に責任を取るっていう、本気で責任を取りに行くっていうのがお産だなと」

「今の医療現場の出産は、依存が前提になってる気がするんですよ。(略) 依存が前提で出産になってるから、親もずっとそのあとも保育園に依存して、学校に依存して、社会に依存して、子どももずっと依存して、結局自分に自信持てない社会構造になってる。ただ、そこを脱却するすごいチャンスだったなと、自然出産って」

「出産と生き方っていうのはあれ、すごいつながってる。人に人生決めてもらいます(という生き方) だと、本当に病院の言いなりになって、結局ずーっと何か、誰かのせいにして終わるんだろうなと。(略) 幼虫がさなぎになってチョウチョになるみたいに、それぐらい本当に人生観が変わる、引っ繰り返る機会をいただいたよね」

「(出産後に) すごく感じているのは、結局本当にいのちって、ずーっと脈々とつながっている、一番大事なものだなあと。(略) 人、家族、両親やご先祖様に対しての感謝っていうのは、何か質が変わったよね」
「女性は現場でいのちを懸けて、いのちを産み落とすということは役割でしょうけど、男は逆に、社会から家族、女性のいのちを守るっていうことが、逆に男の素晴らしさなんだろうなっていう役割を感じたので。逆に僕は男として生まれて良かったなと思いました」

この夫婦のインタビューには夫が積極的に応じてくださいました。プライベート出産で、家族のいのちを病院にお任せしないで自分で責任を取る（何があっても誰のせいにもしない）覚悟を決める経験をし、そのことで、生き方そのものが「依存」から「自律」へと大きく変容し、さらに、つながるいのちへの感謝の質が変わり、家族の中で男（夫）の役割が明確になったのです。

医療者との関係性を重視するようになったA・Hさん

出産に対する思想が確立し、第1子からプライベート出産したA・Hさんは、前記のごとく、第3子の妊娠中に医師から出産方法を聞かれ、プライベート出産の意向を伝えたところ、誓約書を提示され、好意的な対応と受け取りサインしました。そして、出産後胎盤が出ず、病院に行って処置を受けることができました。そういったこともあり、「プライベート出産を選択する人の中から医療を批判する声が聞こえるけれど、プライベート出産の選択は、医療との対立ではない」と強調しています。

さらにＡ・Ｈさんは、現代の女性たちは、病院に頼りすぎて自分で産もうとする力が失われており、結果的に自然に陣痛が起こらず、陣痛促進剤に頼るお産になっているのではと考え、Ｄ・Ａさん同様に地域に助産所が必要と、次のように訴えていました。

「昔はもちろんお産婆さんがいて家で産んでるっていう、ああいう生活にみんな戻れたら絶対的に良いと思うし、（略）（現代では）自宅分娩で助産師さんが来てくれるっていう方法もありますよね。で、来てくれないエリア、来てくれる人がいないエリアだったんですよ。（略）（このエリアは産み場所の）選択肢がない。まず、病院か家で産む（プライベート出産）かどっちかだ、みたいな選択肢しか。ぜひ私的には、赤ちゃんを産める助産院が１個でも多く各地にできてほしいって、本当に願ってます」

医師の協力のもとに、安全に出産を終えたＡ・Ｈさんは、医療関係者との関係性を重視しつつ、居住地に出産場所や出産方法の選択肢がない環境を問題視しています。そして、産婆が自宅で出産に立会っていた時代の出産環境を理想とし、分娩を取り扱う助産所が必要と開業助産師の活動を求めていました。

第3節　プライベート出産を成す意味

文化人類学者の吉村は、「何を良い出産と見るかは地域や時代と直結しており、妊産婦がどのような出産方法を選択するかは、その女性やカップルが身体をどのようなものとみなし、お産をどのようにとらえ、その結果、どのようにお産することが、自分や生まれてくる子の心身に負担がなく、安全で納得できるとみなすのか、という宇宙観や身体観などと同じ根底をなす文化によって決められる」[42]と言い、そして、民俗学者の佐々木は、「女性に備わった産み出す力の営みである〈出産〉は、生理学的には普遍であっても、文化的社会的要因によって変化し、女性の身体観や出産観の変化に伴い〈出産〉

そのものの意味も変化する」[43]と言っています。

では、プライベート出産体験者らは、その体験を通して何を得たのでしょうか。語りから浮き彫りになった彼女らが重要視する体験内容は、左記の通りです。

1　心理的な豊かさを得る

産む力と生まれる力の体感

Ａ・Ｃさん、Ｃ・Ａさん、Ｄ・Ａさん、Ｈ・Ａさんは、プライベート出産をとおして子どもの生まれる力を体感できたことに大きな満足感を得ていました。彼女らの選択した出産方法は、Ｃ・ＡさんとＤ・Ａさんは水中出産で、Ａ・Ｃさんの場合は、疲れて横になっているうちに自然のいきみが起こり、子どもが下がり出てくるのを感じ取った体験です。彼女らの共通点は、自分の力で能動的・主体的に産んだ（産めた）ことに喜びを見出しているのではなく、子どもの生まれてくる力に身を任せ、それを感じ取ることができたことへの喜びの表出でした。特にＨ・Ａさんは、誰の介助もなくひとりで出産し、自分で子どもを取り上げ、「生まれ出づるわが子を受け止めたことの実感」から得られる喜びを表出していました。

他方、医療の管理下にある現代の一般的な出産は、例えばD・Aさんが第1子の出産時、同意を求められることなくお腹を圧され、会陰切開をされたように、医師主導の出産であり、このような出産には、産んだという実感がありません。その上に、創部の痛みによる身体的苦痛と「圧しだされた」ことへの心理的苦痛を伴い、この子が（自分の力で）生まれたという実感は伴いません。そのD・Aさんは、第2子を助産所で出産したものの、呼吸法やいきみ方を誘導され「やりきった感がない」出産体験となっていました。その理由は、助産師の立会いによる助産所あるいは自宅出産も、医療的介入はないものの、本人が子どもの生まれる力を感じ委ねて産むことよりも、助産師の考えや介助法が優先されるためと考えられます。

プライベート出産は、リラックスできるプライベートな環境（場所や立会い者）を選択して臨んだ出産で、その結果、自由な姿勢で子どもの生まれる力を感じながら出産できたことへの満足が得られた体験です。逆に言えば、女性にとって満足の得られる豊かな出産とは、子どもの生まれる力を感じながら産む出産です。これは自律的な子育てにつながることが重要です。そして、女性が心身の生理的メカニズムが発揮され満足のいく出産を体験するためには、立会い者の選択は重要です。

至高体験

Ｈ・Ｂさんは、「プライベート出産は人生の中で一番気持ちが良い体験で、温かく守られ、つながるいのちの尊さを感じる体験となった」と言い、Ｃ・Ａさんは、「子ども（胎児）の声に誘導されて出産し、子どもには無償の愛が湧き可愛くてしかたがない」と言っています。そしてＣ・Ｄさんの夫は、「脈々とつながるいのちのつながりを実感して両親やご先祖様に対する感謝の質が変わった」と言います。

出産について、社会モデルの見方を重視するワーグナーは、「出産は精神的および霊的な要素と一体となった生物学的な事象であり、本来女性的、直感的、性的、霊的なものである」[12]と言います。またアクティブ・バースを広めたオダンは、「宗教的本能、つまり時間と空間を越えて、何か普遍的なものに属していると感じる世界観は、脳の最も古い構造、つまり、プライマル・ブレインの働きによるもので、それは普遍的で、どの文化にも存在する」[44]としています。そして、宗教的感覚が頂点に達する状況の中に、「出産」を挙げ、その「最も極端なものが神秘的霊感による体験」[44]であり、「こういった体験から、人は宇宙の統一性と自身がその中にいること、平和や大きな愛を感じます」[44]と、出産体験における霊性の重要性を指摘しています。

自己超越して意識が変容する最高に至福な体験を「至高体験（peak-experience）」と名づけたマスローは、「悟りや啓示や洞察といった偉大な神秘的経験や宗教経験を体験しやすいような仕方で子どもを産むのが一番良い」[45]と、心理学の立場で出産時の至高体験の重要性を指摘しています。H・BさんやC・Aさんの出産体験は、オダンの言う霊的体験であり、H・Bさんの体験はマスローの「至高体験」と考えられます。マスローは、さらに「男性も、子どもの誕生から至高体験を得る方法、すなわち、物事の見方を変え、違った世界に生き、認識を変え、以後永久に幸福な生活を送る方向に向かって、何らかの行動を起こすことを、学ぶことができる」[45]と言いますが、プライベート出産に立会い、家族や親族への感謝の質が変わったというC・Dさんの夫も、プライベート出産を通して「至高体験」の機会を得たと言えるのではないでしょうか。

2　母子の愛着と家族の絆の強化

C・Aさんは、出産体験が母子の愛着形成につながったことを強調しています。また、A・Cさん、C・Bさん、C・Dさんは、プライベート出産の選択にあたり、万が一の場合も想定して夫と十分な話し合いを重ねた上で出産に臨んでおり、プライベート出産が親子関係や夫婦関係など家族関係に影響する様子が窺えました。

インタビューでは、母乳哺育の詳細や育児不安などに関する聴き取りは行っていませんが、プライベート出産した子については皆母乳哺育を行っており、また、育児不安を訴える母親はいませんでした。生理的メカニズムによる母子の愛着形成[44]がなされたと考えられます。そして、H・Bさんは保健師から「虐待予備群」の扱いを受けたと言いますが、彼女らの中にそれに該当する状況は見受けられず、医療や行政側からの見方や対応方法の検討が必要と考えられました。

インタビュー協力者の夫は妊娠中の離別などを除くと27名で、そのうち一度もプライベート出産に立会っていないのは、体調不良で休んでいる間に出産となったH・Aさんの夫のみで、皆積極的に出産に関わっていました。

一般的な医療者の介助による出産での夫の立会いと、プライベート出産の夫の立会いには、出産にかかわる役割に大きな差異があることは言うまでもありません。医療者の介助による出産での夫の立会いは、妻のそばに付き添い、出産の経過を見届け、子どもが生まれる様子を見学する程度であり、出産への参加として、子どもの父親としての主体的役割の多くは望めません。しかし、プライベート出産は、妊娠中から夫婦間で相談し選択して行う出産です。父親は、出産の準備や出産時の対応など予め自分の役割を認識し出産に臨み、子どもを取り上げていました。

プライベート出産の決定には、夫のプライベート出産への理解が不可欠です。そして、互いを信頼し、自分たちの責任のもとに臨み、出産（子どもの誕生）を共有することによって、夫婦、家族の絆は強くなっていくのではないかと思われました。C・Dさんの夫は、プライベート出産は自律した生き方につながり、さらにつながるいのちへの感謝の質が変わり、「家族の中で男（夫）の役割が明確になった」と言います。プライベート出産は、女性の最も自律した出産であると同時に、家族の自律を促す出産であるとも言えるのではないでしょうか。

3　ライフスタイルの重要性の再認識

インタビュー協力者たちには、ライフスタイルとして食にこだわりを持ち、D・AさんやA・Hさんのように、自然と共存する暮らしを求め田舎に移住し自給自足している人、あるいは都心の暮らしであっても、玄米菜食や雑穀食など、自然食摂取を実践している人が多くを占め、現代の若者に見られるような、日常的にコンビニ弁当を食している人はいませんでした。そして、そういった暮らしの実践は自然出産を望む根底にあり、また自分の力で産む出産の原動力となっており、彼女らは自信を持って出産に臨んでいました。

食に加え、家族の職業には、農業・林業、アーティストなどが多く、プライベート出産は、自然と共存し、Ｄ・Ａさんの言う「地球の中の人間の生き方、あり方を生活全般で意識する」ライフスタイルの延長にある出産とも言えるでしょう。自分で出産を選択し、納得のいく自律的な出産を成すためには、ライフスタイル、すなわちどのような思想を持ちどのような生活を営んでいるかが重要です。

以上のように、プライベート出産を行うことによって得た体験は、子どもが生まれる力を体感した身体的体験と、幸福感を得る・母子の愛着形成・誕生体験のトラウマの解消などといった心理的体験、そして、死に向き合うなどライフスタイルとしての意味づけの体験、医療・福祉の関係者らとの関係性に関する体験、夫の積極的関与による夫婦あるいは家族関係の強化、夫の役割獲得、望ましい出産環境への示唆など多岐にわたります。プライベート出産を成す意味は、女性の出産の満足を得るものであるのみならず、夫婦で責任を持ってわが子の誕生を迎えることにより、家族全体がエンパワーされることにもあるのではないでしょうか。

第4節　プライベート出産体験者の望む出産環境

プライベート出産で満足な体験をした人たちの声に耳を傾けていると、彼女らが求める出産環境は、地域に分娩を扱う助産所が存在することです。例えばＤ・Ａさんは、助産所での出産に納得できず、プライベート出産に臨み満足のいく出産ができました。にもかかわらず、その体験を通して「地域に助産所が必要だ」と言います。これは、矛盾しているようですが、プライベート出産を行いながらも助産所を必要とするＤ・ＡさんやＡ・Ｈさんの考えは、こういうことです。

まず、地域に助産所がなければ、自然出産の選択は困難です。そして、助産所があれば、妊娠出産に関して気になることを気軽に助産師に相談できます。また、病産院の出産しか選択肢のない現代の女性たちには、自分の力で産む自然出産を学ぶ場がなく、継承されることもなくなりました。そうやって、出産とは自分で産むものだという認識が薄れて医療にお任せになっていることを問題視しており、自分たちが豊かな出産を体験したからこそ、彼女らはこのことに危機感を持っているのです。

Ａ・Ｃさんは、相談できる大本助産師との出会いがあったからこそ、プライベート出産を乗り越えられたことを強調し、その大本助産師を「こころの助産師」と言っていました。そして、Ｃ・Ａさんは、第３子は高齢出産のため、助産所の出産を希望したけれど選択できずにプライベート出産し、多量出血を自分で対処しました。「こういうこともあるのでやはり助産所は必要」と、専門家のサポートの必要性を語っていました。女性たちは、大本さんのような心の支えになってもらえる助産師の存在を求めているのです。

女性の自律的な出産の選択が保障されかつ継承されるためには、地域に助産所が必要です。衰退の一途をたどる助産所の復活が急がれます。

第5節　女性の出産の選択権と安全性を保障する医療とは

プライベート出産は、幸せな出産体験となっていたと同時に、55件の内5件（9・1％）には異常が起こっていたこともわかりました。出産時の異常の内3件（多量出血、早産、新生児仮死）は自分や家族が対処しており、2件の胎盤遺残は、1回は助産師が訪問の上娩出させ、1回は病院を受診し、2件とも専門家が対処していました。

プライベート出産の選択には、自然出産を望んでも助産所の不在により開業助産師の立会いを望めないことが一因となっていますが、C・Aさんは、助産所での出産を選択することができず、また医療機関から診察を拒否され受診の機会を奪われ、結果的に出血多量となっていました。今、自然出産を望む女性が病産院の外で出産しようとすると、専門家の立会いは望めない状況になっています。医療者がそういった妊婦の背景を理解し、プライベート出産に偏見を持たず対応してくれていれば、C・Aさんの多量出血は防げたかもしれません。なお、出産に異常はなかったものの、第1子を帝王切開で出産したC・Bさんは、第2子から第4子まで病院に行けば帝王切開を勧められるので、それを回避しようと未受診でプライベート出産を行っていました。正常な経過で出産を終えていますが、日本の出産も、海外同様に医療化が進んだことで、リスクのある妊婦がかえって専門家から遠ざかって出産するという、本末転倒な状況になっていることもわかりました。

院内助産システムで自然出産を勧める飯田医師は、自然分娩と医療との接点について、「（現代の自然分娩は）医療を否定するのではなく、医療の活躍の場を異常産分野に特化し、正常産を可能な限り自然分娩として完遂させることにある」[46]と言っています。プライベート出産体験者への聞き取りから、彼女らは医療には異常時の対応を望んでいたことがわかりました。医療者側の出産時の対応は、医療の管理を最優先するのではなく、正常産を自然分娩へと完遂させることを重視することが、自然出産を望む妊産婦に対する安全対策につながります。

Ａ・Ｈさんは、医師から「一切の責任は家族が負い病院には迷惑をかけない」という文言の誓約書を提示されていました。これは一見医師が責任逃れをしているように受け取られるかもしれませんが、Ａ・Ｈさんにとっては、産み方の選択を否定されることなく、医師に意向を聞いてもらえたことが信頼につながっており、結果的に、病院側は異常時に必要な医療を提供し、安全性の確保につながる最善の対処ができました。なお、この医師はA・Hさんの第3子以降に出産した、C・Cさんの第4子（第2章で紹介）と、第4章で紹介するH・Dさんにも妊婦健診の際、同じ誓約書を提示しており、彼女らも同意のもとにプライベート出産に臨んでいます。彼女らはこの医師を「理解のある先生」と評しています。

こういったことから、最良の安全対策ともなる望ましい医療を考えると、医療者はプライベート出産に対する理解を持つ必要があり、A・HさんとA・Hさんを診ていた医師のような、産む側と医療者の「コミュニケーションによる相互理解」によって、「出産経過の異常時には必要な医療が施される出産環境が構築されること」ではないでしょうか。出産する当時者の出産方法の選択権を尊重しつつも、安全な出産を実現するためには、このことが最重要と考えます。

第４章　産み方の選択が保障されるために
──北海道の出産環境から考える──

第1節　自然出産を望む女性の出産選択の困難さ

プライベート出産体験者へのインタビューにより、わが国では「出産を自然の営みとして捉え、医療介入を避け備わった力を発揮し産みたい」女性たちが、「自然出産を望んでも出産施設では望まぬ医療介入がなされるためそれを避けたい」、「助産所や自宅などで開業助産師の立会いによる出産を望んでも助産所がない」、「より自由に、自律的に産みたい」ことが動機となってプライベート出産を行っていることがわかりました。また、彼女らは最初から医療を排除しているのではなく、医療者と関わる中で不信感を抱き、かえって医療から遠ざかることになった人もいる一方で、医療者との良好な関係性が安全な自分らしい出産へとつながっていることもわかりました。

私が初めてプライベート出産体験者に出会ったのは、北海道です。北海道では広大な地理的条件の中で出産施設が偏在しています。そして、さらに医師不足によって出産の取り扱いを休止する病院が相次ぎ、お産難民による少子化も社会問題となっています。[47]そんな中でプライベート出産体験者に出会い、これは、女性が産み場所や産み方を選択することができない出産環境の中で、不自由を強いられているからではないかと考え、プライベート出産の実態を調べることにしました。現状を知るためのインタビューは、先ず北海道から始め、その後対象者を全国に広げました。したがってインタビュー協力者には北海道の体験者が多く、30名の内12名が北海道でプライベート出産を行った方です。

彼女らには豊かな自然環境の中での暮らしを望み、本州から移住してきた人が多く、東日本大震災後に避難してきた移住者もいました。

今、新型コロナウイルスの感染対策でテレワークが推進され、首都圏から離れて地方に移住する動きが見られています[48]。しかし、北海道に限らず全国どこでも出産施設の集約化によって出産施設は都市部に集中しており、都市部から離れると自由に産み場所の選択はできません。

そこで、本章では改めて北海道のプライベート出産の実態について詳細を紹介し、北海道の実状を手がかりに、自然出産を望む女性がどこで暮らしても安心安全に出産できるためには、わが国ではどういった政策の転換が望まれるか考えてみたいと思います。

第2節　北海道の出産環境とプライベート出産

1　北海道の出生動向

北海道の出生について、全国同様に1995年からの動向（表3）を見ると、1995年に4万9950人であった出生数は、2019年には3万1020人と、24年間で約4割の減少となっています。全国より少子化が進んでいます。出生場所として、「病院」と「診療所」での出生割合は、1995年から2019年まで「病院」62〜73%、「診療所」27〜37%で推移しています。「診療所」は1995年の26・6%から2008年には37・2%まで増え、その年を境に減少し2019年は26・7%となっています。全国は「病院」51%〜55%、「診療所」44〜48%で推移している（25ページ表1）ことから、北海道は「診療所」の出生が少ないことがわかります。そして、「助産所」の出生割合は、1995年の1・08%から減少の一途を辿り2019年は0・22%と5分の1まで減少しています。実人数は537人から67人になっています。「自宅・その他」

の場所での出生は、１９９５年の０・24％から２００１年には０・47％まで増加し、その年を境に減少し２０１９年は０・21％となっています。実人数は１９９５年の１１９人から１９９９年に２１７人まで増え、２０１９年は65人まで減少しています。全国の２０１９年の「助産所」の出生割合は０・49％、「自宅・その他」の場所での出生は０・15％です（25ページ表1）。北海道は全国より「助産所」の出生が少なく、「自宅・その他」の場所での出生が多いことがわかります。

全国同様に、「助産所・自宅・その他の場所での助産師の立会いによる出生」を「開業助産師の立会いによる出産」とみなしてその割合の年次推移（図4）も見てみると、１９９６年の１・28％から２０１９年は０・23％と、約６分の１まで減少しています。なお実人数は６３７人から71人へと10分の1近くにまで激減しています。北海道の減少は顕著です。

そして無介助分娩の割合は、１９９５年の０・０３４％から２００６年頃まで０・02％～０・05％台で上下しながら推移し、その後漸増傾向となり、２０１９年は０・10％まで増加しています（表3、図5）。実人数は10～20人台で推移していたところ、２０１９年は31人となっています（表3）。着目すべきは、「自宅・その他」の場所での出生の内の無介助分娩の割合です。「自宅・その他」の場所での出生の立会い者は「医師」、「助産師」、「その他」に分類されており、無介助分娩はその中の「その他」の数です。「自宅・その他」の場所での出生の内の立会い者別人数の年次推移を図6に示します。「自宅・その他」の場所での出生総数の動向は表3にも示していますので合わせてご参照ください。「自宅・その他」の場所での出生の内の無介助分娩の占める割合は、1995年は119人中17人の14・3％で、その後概ね10％前後で推移していましたが、2006年の156人中12人の7・7％以降「自宅・その他」の場所での出生の減少とともに増加し、2019年は65人中31人の47・7％となり、「自宅・その他」の場所での出生の半数が無介助分娩という状態となっています。そして、「助産師」の立会いによる人数は2001年の160人をピークに減少し、2019年はたった10分の1の16人となり、とうとう無介助分娩より少なくなるという事態になっています。その割合は、2003年の186人中153人の82・3％がピークで、2019年は65人中の16人の24・6％となっています。北海道の自宅出産は助産師が立会う出産ではなく、無介助分娩が主となっていたのです。

北海道でプライベート出産を行ったインタビュー協力者12名がプライベート出産を

表３　北海道の出生場所および無介助分娩の動向

年	総数	出生場所別								無介助分娩	
		病　院		診療所		助産所		自宅・その他			
1995	49950	36029	72.1%	13265	26.6%	537	1.08%	119	0.24%	17	0.034%
1996	49784	34987	70.3%	14114	28.4%	544	1.09%	139	0.28%	12	0.024%
1997	48912	34063	69.6%	14196	29.0%	495	1.01%	158	0.32%	19	0.039%
1998	49065	34710	70.7%	13732	28.0%	425	0.87%	198	0.40%	21	0.043%
1999	46680	32560	69.8%	13488	28.9%	415	0.89%	217	0.46%	25	0.054%
2000	46780	32619	69.7%	13601	29.1%	380	0.81%	180	0.38%	10	0.021%
2001	46236	32258	69.8%	13408	29.0%	354	0.77%	216	0.47%	22	0.048%
2002	46101	31374	68.1%	14199	30.8%	328	0.71%	200	0.43%	23	0.050%
2003	44939	30263	67.3%	14176	31.5%	314	0.70%	186	0.41%	15	0.033%
2004	44020	28633	65.0%	14910	33.9%	313	0.71%	164	0.37%	23	0.052%
2005	41420	26055	62.9%	14916	36.0%	278	0.67%	171	0.41%	20	0.048%
2006	42204	26449	62.7%	15287	36.2%	312	0.74%	156	0.37%	12	0.028%
2007	41550	25771	62.0%	15374	37.0%	272	0.65%	133	0.32%	17	0.041%
2008	41074	25447	62.0%	15276	37.2%	212	0.52%	139	0.34%	23	0.056%
2009	40165	25364	63.1%	14455	36.0%	197	0.49%	149	0.37%	24	0.060%
2010	40158	25401	63.3%	14445	36.0%	170	0.42%	142	0.35%	18	0.045%
2011	39292	25544	65.0%	13448	34.2%	189	0.48%	111	0.28%	21	0.053%
2012	38686	25831	66.8%	12580	32.5%	177	0.46%	98	0.25%	23	0.059%
2013	38190	26014	68.1%	11931	31.2%	153	0.40%	92	0.24%	24	0.063%
2014	37058	25268	68.2%	11568	31.2%	145	0.39%	77	0.21%	22	0.059%
2015	36695	25223	68.7%	11286	30.8%	118	0.32%	68	0.19%	17	0.046%
2016	35125	24173	68.8%	10788	30.7%	89	0.25%	75	0.21%	15	0.043%
2017	34040	23564	69.2%	10321	30.3%	91	0.27%	64	0.19%	19	0.056%
2018	32642	23486	72.0%	9020	27.6%	67	0.21%	69	0.21%	22	0.067%
2019	31020	22609	72.9%	8279	26.7%	67	0.22%	65	0.21%	31	0.100%

出典：厚生労働省人口動態統計　表の作成：筆者　（人，%）

※無介助分娩は立会い者「その他」の数

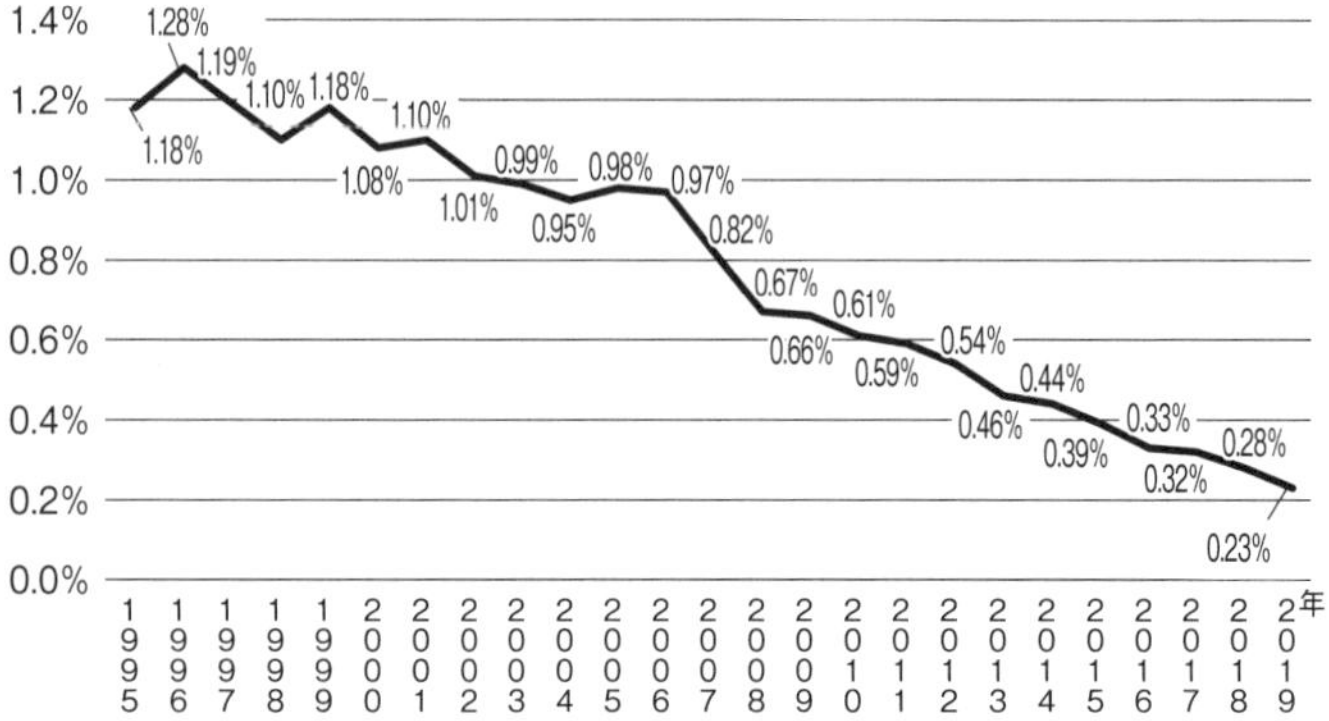

図４　北海道の助産所・自宅・その他の場所での助産師立会いによる出生割合の年次推移

出典：厚生労働省人口動態統計　表の作成：筆者

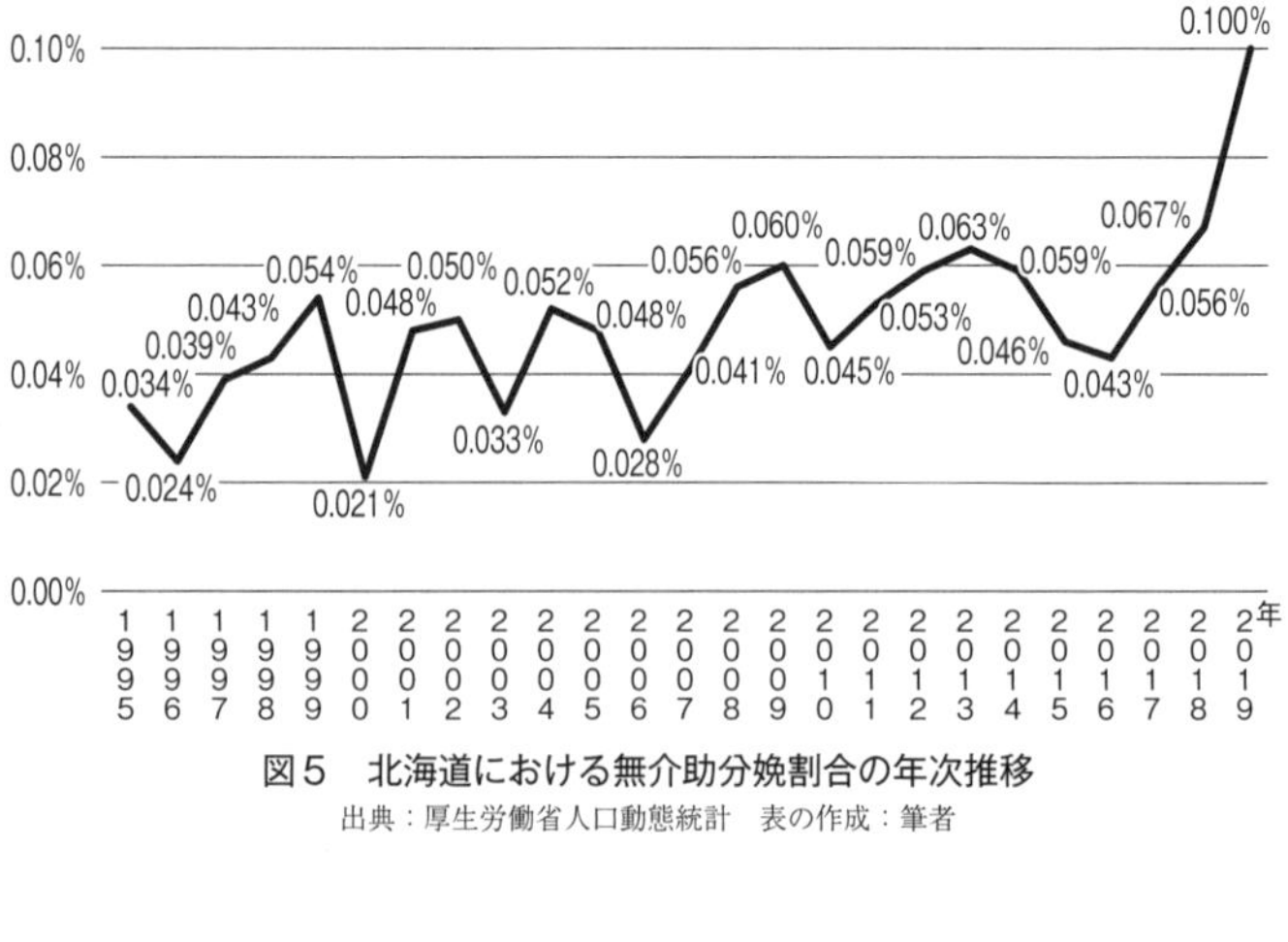

図５　北海道における無介助分娩割合の年次推移

出典：厚生労働省人口動態統計　表の作成：筆者

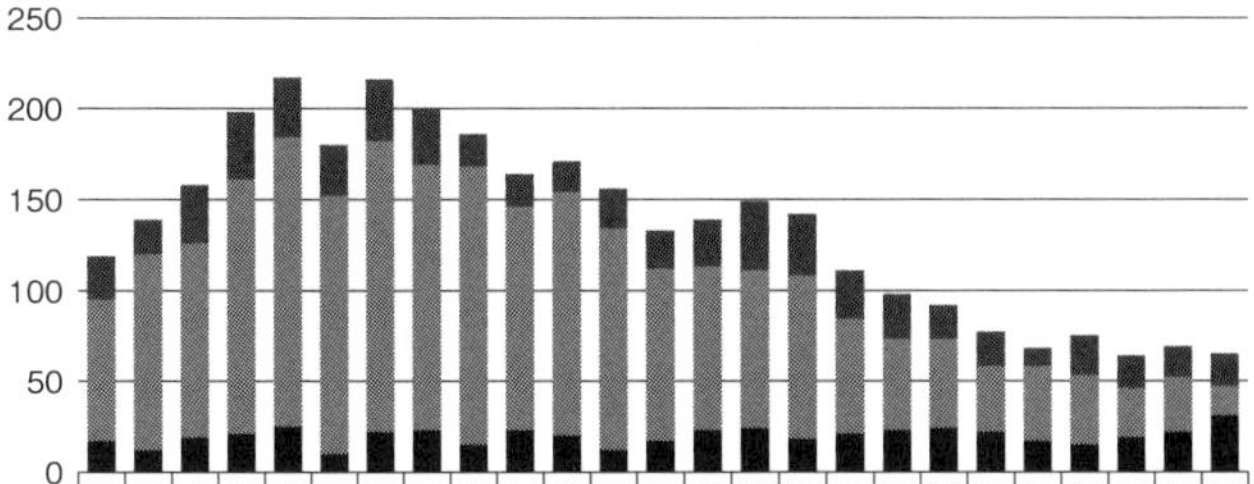

	1995	1996	1997	1998	1999	2000	2001	2002	2003	2004	2005	2006	2007	2008	2009	2010	2011	2012	2013	2014	2015	2016	2017	2018	2019
医師	24	19	32	37	33	28	34	31	18	18	17	22	21	26	38	34	27	25	19	19	10	22	18	17	18
助産師	78	108	107	140	159	142	160	146	153	123	134	122	95	90	87	90	63	50	49	36	41	38	27	30	16
その他（無介助分娩）	17	12	19	21	25	10	22	23	15	23	20	12	17	23	24	18	21	23	24	22	17	15	19	22	31

■ その他（無介助分娩）　▩ 助産師　■ 医師

図６　北海道の自宅・その他の場所での出生の内の立会い者別人数

出典：厚生労働省人口動態統計　表の作成：筆者

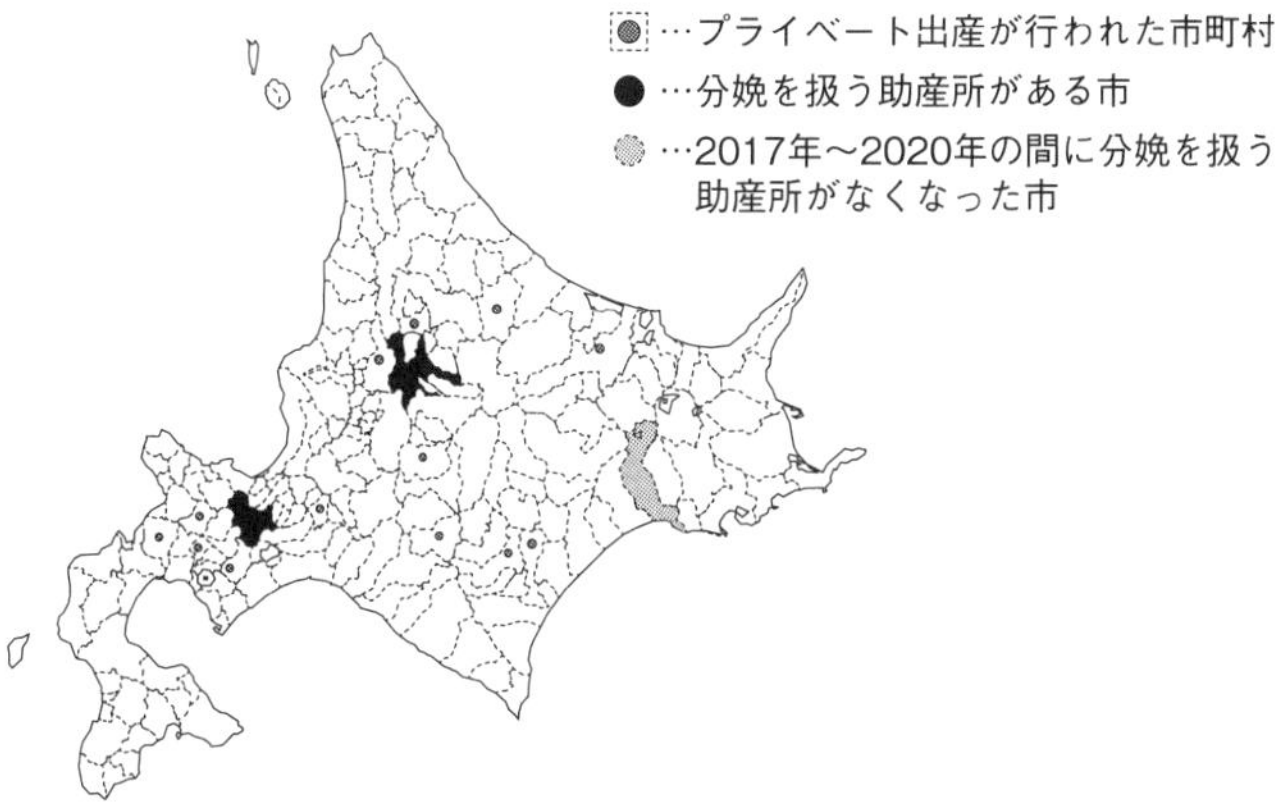

図７　プライベート出産が行われた市町村と分娩を扱う助産所がある市（2020年末現在）

図の作成：筆者

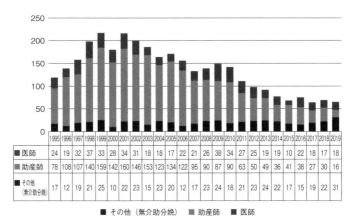

行った市町村は13か所です。彼女らがプライベート出産を行った市町村と、分娩を取り扱う助産所（出張専門も含む）のある市町村を図7に示します。分娩を取り扱う助産所があるのは、インタビューを行った２０１５年、２０１６年は札幌市、旭川市、釧路市の３市でしたが、２０２０年の末に各助産所のＨＰで分娩の取り扱いの有無を確認したところ、札幌市、旭川市の２市となっていました。なお、私が北海道に移住した２０１１年には北見市にも有床の助産所がありました。しかし、院長が高齢となり２０１３年頃分娩の取り扱いを中止されました。

2　プライベート出産を行った経過

北海道でプライベート出産を行った12名の皆さんが、プライベート出産を行った経過を紹介します。なお、第2章でプライベート出産を選択した動機について5名（Ａ・Ｃさん、Ａ・Ｈさん、Ｃ・Ｃさん、Ｃ・Ｅさん、Ｄ・Ａさん）、第3章でも出産体験について4名の方々（Ａ・Ｈさん、Ａ・Ｃさん、Ｄ・Ａさん、Ｈ・Ｂさん）について紹介しましたので、Ａ・Ｃさん、Ａ・Ｈさん、Ｃ・Ｃさん、Ｃ・Ｅさん、Ｄ・Ａさん、Ｈ・Ｂさんの６名はそちらをご参照ください。そして、本章でご紹介するのは６名ですが、彼女らの出産歴も表2（56・57ページ）をご参照ください。

まずご紹介するG・Aさんは、私が初めて出会ったプライベート出産体験者です。G・Aさんは10代で第1子を妊娠しました。自然出産を希望し助産所に問い合わせたところ、若年を理由に断られました。しかたなく病院で出産したところ、さまざまな医療介入を受けたことに疑問を持ちました。しかし、第2子の出産は、助産所は一度断られているため選択の視野になく、診療所で出産しました。第3子の出産は、ゆっくり家で過ごして入院しようと考えていたところ、急にお産が進んで家で生まれてしまいました。もともと、子どもたちと一緒に家族で出産したい、自分のペースで出産しへその緒がつながったままわが子を抱っこしたいと望んでいたG・Aさんは、自分で産める自信がついたので、第4子はまた生まれてしまったことにしようと考え、プライベート出産を行いました。第5子は、実母に強く反対され診療所で出産しました。

次いでご紹介するB・Aさんは、二番目に出会ったプライベート出産体験者です。B・Aさんは夫の強い希望により、第1子からプライベート出産を行っていました。妊娠初期に引っ越し妊婦健診を受診していなかったところ、町の保健師から未受診の理由を聴かれ、プライベート出産の意向を伝えました。保健師の勧めで分娩を取り扱っている助産所に行き、プライベート出産の相談をしたものの、対応できないと断られました。保健師からプライベート出産を思いとどまるように何度言われても応じないでいると、保健師が病院に緊急時の搬送受け入れを依頼し、消防署との連携体制も整えてくれました。この第1子のプライベート出産後に、B・Aさんは出張専門の開業助産師に出会い、第2子と第3子は開業助産師のサポートを受け自宅出産しました。但し、第2子の出産は、その助産師が引き受けていた他の産婦の出産と重なってしまい、助産師がB・Aさんの出産に到着が間に合わず、無介助分娩となっています。

その他、第1子からプライベート出産したのはA・JさんとA・Kさんです。A・Jさんは、第1子の妊娠前からプライベート出産体験者との交流がありました。妊娠してから出産について勉強し、自宅出産することに決め、自宅出産を扱う開業助産師に会ったものの、相性が合わないと感じ依頼するのをやめました。そしてプライベート出産することに決め、知人の元看護師に立会ってもらうことにしました。第2子は、転居し別の地域でプライベート出産しました。出産がスムーズな経過をたどるには安心できる環境が重要で、助産師も人的環境として重要な環境要因となります。関係性として相性が合うことは大事で、本来であれば産む側が立会い者を選択できる環境が最も良い出産環境であることも考えると、多くの開業助産師の存在が必要です。

Ａ・Ｋさんも、Ｇ・Ａさん同様に10代で妊娠しました。一度助産所に行ったものの、ここは電車で3時間かかるため通院はできません。通える範囲にある病院で妊婦健診を受けていたところ、妊娠後期になって分娩室を見学する機会がありました。しかしＡ・Ｋさんは分娩室の環境に違和感があり、ここで産むことはできないと思い、病院で産むことをやめ自宅で出産することを考えました。ところが、居住地は自宅出産を引き受けられる助産師のいる地域ではありません。病院で医師に介助者は見つからないが自宅で産みたいことを伝えたら、医師から「とんでもないこと」と聞き入れてもらえませんでした。連絡を受けた地域の保健師が来たので決心が固いことを伝えると、緊急時に備え搬送の段取りをし、Ａ・Ｋさんには何かあったら消防署に連絡するよう伝えられました。

Ｈ・ＤさんとＩ・Ａさんは、開業助産師の立会いによる出産を経てプライベート出産をしています。Ｈ・Ｄさんは、第1子の出産のときから自宅出産を希望していたものの、地域に助産師はいません。Ａ・Ｃさんが「こころの助産師」と言う、開業助産師の大本さんの存在は知っていたけれど、2時間かかるため来てもらうことはできなかったため、大本さんの開設する助産所に行って出産することにしました。しかし、出産は陣痛が始まってから子宮口がなかなか開かず、片道2時間かかる自宅と助産所を3日間往復しました。夜陣痛が強くなり助産所へ行き、昼になると陣痛は遠のき自宅に帰ることの繰り返しで、遠いことによる負担を経験していました。H・Dさんの自宅近くには、A・HさんとC・Cさんが誓約書を書いた病院があります。H・Dさんは、第2子の妊娠前に2人に出会い、その病院は「誓約書を書かされるけれど、何かあったら診てもらえる」と聞いていました。そこで第2子の際には、妊婦健診をその病院で受け、誓約書を書いてプライベート出産しました。

I・Aさんは、東日本大震災の被災者です。そして、震災当日、被災地で第4子を出産しています。I・Aさんは第1子と第2子を助産所で、第3子は開業助産師の介助のもとに自宅出産しました。第4子は、震災当日に陣痛が始まり、夜避難した友人宅で助産師の介助のもとに出産しました。第4子の出産後、放射能汚染の危険を回避するため北海道に移住し、第5子をプライベート出産しました。移住地には出産できる病院が1か所あったものの、初診時の医師からの不快な言動に受診が遠のき、プライベート出産を視野に入れつつ開業助産師を探し問い合わせたところ、やはり遠い（助産師の移動時間が1時間以上かかる）と言われ、プライベート出産に臨みました。I・Aさんは、未受診を把握した保健師に受診を促され、何度か受診し出産しました。保健師は、出産時に何かあったら病院で診てもらうことができるよう、受診に同行し「私の目の前で（医師に直接出産時の対応を）交渉してくれた」と言います。

3　助産所の衰退とその原因

全国的に助産所は衰退の一途をたどっており、特に北海道はそれが顕著です。では、いったいなぜそうなっているのでしょうか。

出産施設の集約化

２００５年、「小児科・産科における医療資源の集約化・重点化」と題し、国は出産施設の集約化政策を打ち出しました[49]。これは、医師不足・医療従事者不足する中で出産施設を集約することによって医療の安全を促進しようというものです。この政策について、中山[50]は、「〈出産が救急医療〉に組み込まれ明文化され、出産の６〜７割は正常分娩であるという事実を保留することになった」。そのことで、「妊娠・分娩は医療による管理の対象であるという理念や言説が主流になると、女性たちは、安心できる大きな病院に、さまざまな機能を備えた医療施設に行くことを希望し、選択するようになるだろう」。そして「その結果、救急や異常分娩などに対応するべき三次医療施設は、正常分娩の妊産婦でますます埋まり、三次医療施設は本来の機能が発揮されにくい状況になる」と、問題視していました。一方私は、プライベート出産体験者へのインタビューから見えてくる出産施設の集約化の問題は、正常経過をたどる6~7割の妊産婦にとって、自分の望む出産を選択することが保障されなくなったことが重要だと考えます。北海道の「診療所」の出生割合を見ると、実際に2008年を境に減少しています。診療所が分娩取り扱い施設としての力を失ったことが見えてきました。そして、診療所よりもっと小規模の助産所には、より大きな影響がおよんだのだと考えます。

この政策により、出産施設の偏在は顕著になり、自分の暮らす地域で出産できないお産難民が続出しています。また、必ずしも医療を必要としない正常経過をたどる妊産婦が、長距離の通院や陣痛中の移動の苦痛を強いられ、そのうえ、出産時には納得のいかない医療介入を受けているのです。そういった多大なる身体的精神的負担が、何より一番の問題ではないでしょうか。

医療法第19条の改正

１９４８年に制定された医療法第19条は、２００６年に第５次改正[36]が行われ、２００７年４月から施行されています。助産師には医療行為が禁止されているため、助産所での安全な出産には、異常の予測と早めに対処できる医療機関との連携体制は不可欠です。そこで、医療法第19条は当初から、有床の助産所に「助産所は嘱託医師を定めなければならない」と、嘱託医を定めることへの義務付けがなされていました。

ところが、この第５次改正で「助産所の開設者は、厚生労働省令で定めるところにより、嘱託する医師及び病院又は診療所を定めておかなければならない」と、新たに「嘱託医療機関」を定めておくことの義務付けがなされました。なお、医療法施行規則によって、嘱託医師は「産科もしくは産婦人科を担当する医師」に限定され、かつ嘱託医療機関は、「産科又は産婦人科および小児科を有し、かつ、新生児への診療を行うことができる病院又は診療所」で、「入院施設を有するもの」に限定されました。多くの助産所で嘱託医療機関探しが難航し、法の施行から5年後の２０１２年に、日本助産師会が、分娩を取り扱う全助産所部会員５４２名を対象にアンケートによる実態調査を行ったところ[51]、有効回答３１６名の内、分娩を止めた者は40名あり（理由は不明）、有床助産所の5名が嘱託医もしくは嘱託医療機関の確保ができず困っていたことが報告されています。また、「医療法第19条の改正後、助産所と嘱託医・嘱託医療機関との関係が良くなって安全が高まったと感じているものが44・2%と半数にも満たず、医療法改正が、現実的に友好的に機能しているとは言い難い現状があった」など、助産所は嘱託医・嘱託医療機関の確保ができず、また友好な関係性も築けず、法改正が運営上に支障をきたしていたことがわかりました。なお、出産施設の集約化政策とこの法改正により、助産所は開設場所が制限されることになったとも言えます。助産所が定めるべき嘱託医療機関の条件を満たす病産院は、都市部に集中しています。妊産婦をスムーズに搬送するために、嘱託医療機関から離れた場所で助産所を運営することはできません。必然的に、分娩を扱う助産所は都市部にしか開業できない状況になっています。この法改正によって助産所が衰退に向かったのは当然でしょう。

さらに、この医療法第19条は、第5次改正から10年経た2017年に、再度一部改正（第8次改正）[52]され、「妊婦又は産婦の異常に対応する医療機関の確保等に関する事項」として「出張のみによってその業務に従事する助産師は、妊婦又は産婦（以下「妊産婦」という）の助産を行うことを約するときは、厚生労働省令で定めるところにより、当該妊婦等の異常に対応する病院又は診療所を定めなければならないものとすること（第19条第2項関係）」となりました。出張専門の開業助産師にも、妊婦に異常が発生した際に対応する医療機関を定めることが義務付けられたのです。

ガイドライン

産科診療には、2008年に診療の指針となる『産婦人科診療ガイドライン――産科編』が日本産婦人科学会と日本産婦人科医会の共同事業で作成され、初版が刊行されました。その後、3年ごとの見直し編集にて改訂版が刊行されており、最新は2020年版となっています。これは、「いずれの産科医療施設で管理された妊産褥婦・新生児にも、適正な標準的医療が提供可能となる」[37]とあり、どこで分娩を扱う場合でも遵守すべきガイドラインです。

そして、助産所は『助産業務ガイドライン』[39]に則り業務を行っています。これは、「保健師助産師看護師法の規定に基づき、助産師の扱う対象を正常産のみとし、異常時には医師の診察を求め搬送する基準を決めること」を目的に、2004年に『助産所業務ガイドライン』[35]として作成されました。その後5年ごとに改訂されています。

『助産業務ガイドライン』[39]によると、助産所の活動には、「分娩を取り扱う助産所は、有床・無床にかかわらず、本ガイドラインに則り業務を遂行すること」、「無床助産所の取り扱い対象者は、原則として助産師の移動所要時間を1時間以内とすること」、「助産所で分娩を取り扱う際は、複数の助産師で対応すること」などといった項目が挙げられています。そして「本ガイドラインは、助産所を開設する助産師にとって自身の標準的な業務指針であるとともに、嘱託医師および嘱託医療機関との連携指針でもある」と、助産所を運営するうえでの嘱託医師および嘱託医療機関との連携体制の指針として活用するよう示されています。また、助産所の出産を希望する妊婦について出産できる対象となるかを評価するために、「妊婦管理適応リスト」が作成されています。助産師はこのリストに則り、助産所で管理できるか（引き受けることができるか）評価します。

4　自宅出産を扱う開業助産師の現状

プライベート出産を行った彼女らが関わりを持った開業助産師は、こういった政策とガイドラインの影響をどのように受け、またこの現状をどう捉えているでしょうか。北海道で自宅出産を扱う2名の開業助産師に、２０１９年にインタビューしたので紹介します。

分娩を扱える地域の制限

大本さんはインタビュー協力者の語りの中で頻繁に登場した助産師で、A・Cさんが「こころの助産師」と言う助産師です。そして、H・Dさんの第1子の出産に立会っています。

その大本さんは1998年に開業しました。有床の助産所を構えていますが、主に自宅出産を扱っています。大本さんの語りから、助産所を運営していく上で、いかにガイドラインが弊害となっているかがわかりました。大本さんが開設している助産所の分娩件数は、『助産所業務ガイドライン』が作成された2004年から2005年頃を境に減少し、2019年には、その頃の約半数となっていました。

第1子と第3子のプライベート出産の際に胎盤が出ず、医療者のサポートを受けたA・Hさんが、第3子の妊婦中に医師から誓約書を提示されサインして出産に臨み、C・Cさんの第4子とH・Dさんの第2子も、同じ病院の医師と誓約書を取り交わしプライベート出産していた経過は前記の通りです。そして、私は彼女らへのインタビューの中で、「大本さんが以前は自分たちの住む地域の自宅出産に立会ってくれていたけれど、ガイドラインができて、ここは1時間以上かかる地域のため来てもらえなくなった」と聞いていました。そこで改めて大本さん自身に状況を確認したところ、間違いなく、『助産所業務ガイドライン』の規制によって、その地域の出産を引き受けられなくなっていたことがわかりました。大本さんは、彼女らがこの病院の医師と誓約書を取り交わしプライベート出産していることを知り、「妊婦が医師と誓約書を交わすなら、自宅出産に立会うために、自分も医師と文書を取り交わすことができないか」と考え、医師に相談しました。対象の妊婦の出産が近くなった時点で自分が滞在し、出産を待つという考えです。しかし、「先生は同意して病院側と掛け合ってくれたけれど、病院側の承諾を得られず契約できなかった」とのことでした。A・Hさんたちが暮らす地域は、自然の暮らしを求め移住する人が多く、そういう人たちは自然出産を希望するものの、開業助産師が不在のためプライベート出産に臨んでいるようです。

大本さんは、『助産業務ガイドライン』を遵守することの困難さと自身の考えをこのように話されました。「ガイドラインができるまでに引き受けていた地域は広く、2時間近くかかる場所にも行っていたけれど、今は多くの場所に行けなくなった」。しかし、自宅出産を希望する人たちはＡ・Ｈさんたちが暮らす地域だけではなく、「道内には同じような地域が各地にあって、自宅で産みたい人たちから口コミで相談がくる」のだそうです。自然出産を望む女性たちが、立会ってもらえないことはわかった上で何らかの相談をもちかけるのです。ところが、プライベート出産は日本助産師会では問題視される出産で、開業助産師はプライベート出産する可能性のある人と関わることを制止される[40]ので、安易に彼女らの相談を受けることができません。しかし、大本さんは、彼女らの相談に乗ることがあります。そして、その理由について、「私が（彼女らの）相談に乗るのをやめるということは、プライベート出産を認めること、プライベート出産を増やすことになるんですよ」と言います。それは、大本さん以外誰一人として彼女らと関わりを持つ医療者がいないため、大本さんが相談に乗らなければ彼女らは全く医療者と関わりを持つことなくプライベート出産を行うことになる。そのことを危惧されているからです。そして、「（1時間以上かかる場所では直接取り上げることができないなら）せめて、何も手を加えず（直接介助せず）見ているだけで良いから、その場にいて見守らせてほしい」と言われます。

また、『助産業務ガイドライン』は法的規制ではありません。したがって、ガイドラインを守らず介助にあたっても法的に罰せられることはありません。しかし、このガイドラインを守らず介助した母子に何らかのトラブルが生じた場合は、北海道助産師会の示す罰則規定に従わなくてはなりません。ところが大本さんは、様々な規則を遵守し運営していくことは難しいけれども、「でも私はまだ（分娩を取り扱う助産所を）やめられない」。「自分を頼ってきてくれる人がいる以上、やめてられないんですよ」と力強く言われました。医療にお任せお産ではなく、生き方として自然出産に臨もうとする女性らの支えになりたい思い（助産師魂）が強く伝わってきました。

本来、助産師とは女性に寄り添う人です。A・Cさんが「こころの助産師」と言うように、私はガイドラインを守ることより、一人ひとりの妊産婦の意志を尊重し、安心安全な出産を護ることを優先する大本さんこそ本物の助産師だと思います。自然出産を望む女性たちが安心して自宅出産ができるためには、助産師に活動の範囲が広げられる必要があります。『助産業務ガイドライン』の見直しは喫緊の課題ではないでしょうか。

嘱託医問題などによる存続の危機

B・Aさんが第1子のプライベート出産後に出会った吉山さん（仮名）は、2005

年に出張専門の助産所を開業しました。開業の前に本州の助産所に勤めており、開業を目前に控えていた頃、出産施設の集約化政策が打ち出されました。その政策について、「出産が皆大病院で行われるようになるというニュースを見ていた（助産所の）院長が〈これはまずい〉と言った」と言います。「診療所ですら産めなくなるなら助産所はつぶれる、大問題」と言われたようです。しかし、吉山さん自身は、当時は〝そんなものかな〟くらいの認識で北海道に戻り、開業しました。

開業した地域にはもともと助産所があり、また『助産所業務ガイドライン』ができてからの開業のため、分娩件数は当初からさほど多くはなく、年ごとにばらつきがあり増減しながら現在まで継続しています。しかし、ガイドラインの規制がどんどん強くなり、「一律の足切り（「妊婦管理適応リスト」による評価）で扱えない分娩ができて、妊婦の中に自宅で産める人は選ばれた特別な人という認識が生まれた」。そして、さらに近年は「女性の意識、常識が変わって、自宅出産は希少な感じになった」と言います。どういうことかと聞くと、「数年前までは、助産所や自宅で産むことが出産の選択肢の中にあったけれども、今は病産院で産むのが当たり前で選択する人がいなくなった。特に女性たちの出産への意識が変わってきたのは東日本大震災が起きた後頃から。それまで助産所や自宅での出産を選択していた人は社会に意識が向いている人で、でも、そのような人たちはこんな不穏な社会に未来はないのでもう産まないと、産み控えるようになった。逆に被災し避難してきたほどの行動力のある人は自分で産む。その一方で、無痛分娩を扱う病院が人気を集めている。女性の出産への意識は、より楽に産ませてもらうものへと移り変わってきた」とのことでした。

助産所を継続していくことの困難さについてはこのように言います。「開業助産師が分娩を扱う際は、複数の助産師で分娩を扱うことがガイドラインで示されている。そうすると、1件の分娩に対し5人くらいの助産師に依頼しておかなければならない。それは依頼する人がそれぞれ職を持っているためで、出産時に確実に来てもらえる人の確保が難しい。そして高齢になった嘱託医が引退したら自分も継続できない」と。

しかし、「一人でも多くの人にお産（自然に産むこと）は楽しいものだと知ってほしいし、女性に楽しい出産を経験してもらいたい。そのためには、助産や医療といった分野を超えて、つながれる人とつながり、自然出産の良さを伝えていくことが大事と考えている」と話されていました。

第3節　プライベート出産希望者への医療関係者の対応

1　保健師による緊急時の連携体制の構築

北海道のプライベート出産は、助産所が偏在し、開業助産師の立会いを望めない出産環境が選択に大きく影響していることがわかりました。そして、彼女らの語りから、プライベート出産にはしばしば保健師も関わっていることが見えてきました。ここで改めて地域の保健師の対応について詳しく見てみましょう。

北海道では、妊婦一般健康診査受診票の使用状況をもとに、妊婦一人ひとりの妊婦健診の受診状況を地域の担当保健師が把握しているようです。Ｈ・Ｂさんは、妊娠中定期的に妊婦健診を受診していなかったことから、担当保健師より「虐待予備群」のような扱いで電話訪問や家庭訪問を受け、出産した当日は、強引な家庭訪問を受け憤慨していました。その一方で、Ａ・Ｋさん、Ｂ・Ａさん、Ｉ・Ａさんと第1章で紹介したＣ・Ｅさんは、プライベート出産の意向を知った保健師が、出産時の緊急時に備え、彼女らと医療機関とのパイプ役を担っていました。

医師にプライベート出産の意向を伝え、「とんでもないことです」と言われたA・Kさんに対し、保健師は緊急時の搬送先を手配し、消防署にも連絡を入れ協力体制を整えていました。

妊娠6か月で転入したB・Aさんのプライベート出産の意向を知った保健師は、最初は施設での出産を勧めていたものの、B・Aさんの意志が固いことがわかり、所轄の保健所や開業助産師（分娩の取り扱いはしていない）に相談し、最終的には、病院の医師に緊急時の対応を依頼し、消防署との連携体制も整えていました。

妊娠初期の病院受診で不快な思いをし、通院していなかったI・Aさんに対し、保健師は自宅を訪問し、I・Aさんの医療不信を理解した上で、「受診券もあるし、あなたには受診する権利があるのだから」と言って受診を勧め、妊娠9か月以降毎回健診に同行しました。プライベート出産を希望するI・Aさんの意志を尊重し、I・Aさんの前で、医師に出産時に起こる緊急事態の対応を請い、承諾を得ました。

また、妊娠7か月時に、病院医師に自宅出産の希望を伝え、その後の診察を拒否されたC・Eさんについては、病院の助産師から担当保健師に連絡が行き、保健師が本人の出産方法への意向を聞いています。自宅出産を引き受けてもらえる助産師が不在のため、Ｃ・Ｅさんはプライベート出産を選択しました。その意志が固まってから、保健師を中心に、病院の医師、助産師と保健センターの関係者らはカンファレンスを持ち、搬送する病院と地域の町立診療所（産科はない）と消防署による連携の協力体制が整えられました。Ｃ・Ｅさんは妊娠10か月になり、逆子ではないことの確認のために一度受診し、出産に至っています。

Ｂ・Ａさん、Ｉ・Ａさん、Ｃ・Ｅさんはともに、最初は医療機関への受診を促す保健師の対応に戸惑いを感じていたものの、「親身になってくれた保健師さんに感謝しています」と口を揃えて言っていました。自分の選択を認めつつ、いのちの危険性を最小限にしようと考え行動してくれたことへの感謝です。なお、この3者に対してどのように対応したか、3つの市町村で担当した保健師に当時の状況を確認しています。保健師らは皆、「この町（または市）で、死産が起こることだけは避けたかった（から動かざるをえなかった）」と言っていました。しかし、医師⇕妊産婦間、医師⇕助産師間には上下関係ができていますが、保健師は誰ともそのような上下関係を持たず、妊婦の意志を尊重し、安全を守るために、行政として中立に判断していました。彼女らはそうやって自分たちを支援してくれた保健師の姿に心を動かされたようでした。

北海道の無介助分娩は増加していますが、インタビュー調査によって、市町村の母子保健は、保健師が個々の妊産婦をしっかり把握し、手厚い支援が行われていることがわかりました。また、医療施設の医師、助産師と保健センターの保健師は、日常から連絡を密に取り合っており、ケースカンファレンスも行われているようです。保健師が緊急時の対策を取った4人には、出産時に異常は発生しておらず、医療機関への受診、救急搬送などはされていませんが、医療と行政の協同による出産する女性の意志を尊重した支援が、妊婦にとって安心な出産環境となっていたことがわかりました。

なお、全国でプライベート出産が問題視される中、鹿児島県の屋久島町でも無介助分娩が一定数行われていることが報告されています。保健師が行政として現状を調査した[53]ところ、屋久島町で行われる無介助分娩は、自然な出産をするために移住した人が、リスクが高いことを認識し緊急事態も覚悟して行うものが多く、「母子保健関係者間だけでなく、町全体としての課題と捉えるならば、緊急時に最初に接触する救急隊等、参集機関の範囲拡大を検討し、現状・課題の共有や支援策の方向性を検討していく必要がある」[53]と述べられています。各地で同様の動きが見られ、地域の中で取り組むべき対策課題だということがわかります。

2　医師によるプライベート出産希望者への安全対策

第3章で出産時に異常のあった5名の経過を検証し、出産前に、あらかじめ医師と妊婦との間で出産時に異常が起こった際の対応について説明と同意がなされることが、安全な出産につながっていたことについて報告しました。

A・Hさんは、医師から第3子の妊娠中に、出産の異常時の対応についての説明がなされ、同意の上でプライベート出産を行いました。そして、その後、同医師に妊婦健診を受けながら、同じ誓約書にサインしてプライベート出産した人が、C・Cさん（第4子）、H・Dさん（第2子）と続いています。では、なぜこの医師は、プライベート出産を希望する妊婦に誓約書を提示するという、斬新な取り組みを始めたのでしょうか。

A・Hさんは第1子〜第3子まですべて同病院で妊婦健診を受け、プライベート出産しています。第1子出産の際胎盤が出ず、病院ではなく保健センターに連絡し助産師の資格も持つ保健師が、自宅を訪問して胎盤の娩出にあたりました。その後、第2子もプライベート出産しています。詳細について関係者から直接聞き取ることはできていませんが、おそらく、この経過について、病院と保健センター間で共有されていたのではないか、そして、医師には、A・Hさんが第3子をプライベート出産する際には、何らかの安全対策が必要との認識があったからではないかと考えます。また、この地域には、出産できる施設はこの病院1か所のみです。そして大本さんが、この地域の自宅出産に立会うことができなくなった時期から、プライベート出産をする人が相次いでいます。したがって、医師は、こういった地域の事情を踏まえ、A・Hさんのみならず、続いてプライベート出産を選択する人たちへの対策も必要と考えていたのではないでしょうか。

いずれにしろ、この件では、当医師が出産する女性の出産の選択を尊重し、妊婦がどこで出産することを選択しようとも、できる限りの医療を提供しよう、地域の母子保健に貢献しようとする態度が、「理解のある先生」として、彼女らの信頼につながっていることが重要と考えます。

第４節　安心・安全な出産を選択できる出産環境の構築をめざして

出産施設が偏在する北海道では、自然出産を望む女性は開業助産師のサポートを受けることが難しい状態となっています。しかし、その特徴を行政も含めた医療関係者が共に認識し、プライベート出産を希望する妊婦に対して本人の意志を尊重し、出産の安全性を確保するべく、連携体制を整えていたことが明らかとなりました。紹介した保健師らや医師などの行動から、関係者らは、地域の出産をそれぞれの職種の協同による連携体制にて支援するために、最善の策を模索していると考えられました。

今、出産に関わる医療関係者には、人間味ある対応が求められており、地域ぐるみの支援が安心、安全の出産環境につながると考えられます。プライベート出産で満足な出産体験をした人たちは、地域に「自然出産をサポートしてくれる助産師が必要だ」と言っています。彼女らが助産所に求めることは、「助産所の出産や助産師の立会いによる自宅出産の選択が可能となる」点と、「異常が起こった際の応急処置と医療とのパイプ役」、「相談役（安心の場）」、「出産とは産ませてもらうものではなく自分で産むものだということを学ぶ出産教育の場」、また「出産体験の継承の場」です。

松岡[10]によると、freebirth を選択する動きが見られたイギリスでは、すべての女性にマタニティケアが行き届くように、生まれる子どもの健康を守り、将来の国民の健康を向上させることを目標に、２００７年、保健省によって2年後の２００９年までに、すべての女性が国民保健サービス（ＮＨＳ）を利用して自分の産みたい場所での出産ができるようにしようとする政策「マタニティー・マターズ（Maternity Matters）」が発表されました。これは、女性の選択を中心に据えたマタニティ政策の転換です。

そして後に、出産場所に関する研究（The Birthplace study）が行われ、健康な女性の出産に関しては、助産師主体のケアと病院の医師主体のケアに安全性の差がなかったことから、２０１４年に、英国国立医療技術評価機構（ＮＩＣＥ：the National Institute for Health and Care Excellence）が、「健康で順調な妊娠経過の女性には、従来どおりの産科病棟より、助産師が主体となって運営している施設で出産するよう指導するべき」、「どの女性にも究極的には自分が出産するところを選択する自由があり、女性のその選択は支援されるべき」といったガイドラインを発表しました[54]。女性の出産の選択権と安全性を保障するために、日本でもこういった政策への転換が必要です。

また、世界保健機関（WHO）は、2018年に分娩期のケアに関するガイドライン『WHO推奨：ポジティブな出産体験のための分娩期ケア』[55]を発表しました。このガイドラインでは、「分娩期全体にわたって行われるケア」として、「産婦を尊重としたケア：推奨」、「効果的なコミュニケーション：推奨」、「出産中の付き添い：推奨」、「継続ケア：限定推奨」が挙げられています。

しかし、プライベート出産体験者へのインタビューから、わが国では、こういったケアが不充分であることが、彼女らのプライベート出産選択の動機の一因になっており、そしてその背景には、医療者個人の問題というより政策や制度の問題があることが見えてきました。居住地に出産施設がなく妊産婦が何時間もかけ通院することを強いられているにもかかわらず、自宅出産の希望者に対し助産師が移動範囲を規制され、プライベート出産を選択する人が続出しているのは大きな社会問題です。

日本の出産はわずか60～70年前まで生活の営みの中で行われていました。女性が安心して自分の望む出産を選択するためには、プライベート出産体験者たちも言うように、地域に助産所が必要です。全国各地に助産所が設置され、開業助産師と病産院と行政の保健師が連携し、妊産婦がどこで暮らしても、助産師のケアのもとに助産所や自宅での出産を選択できる体制の構築が望まれます。

なお日本では、２０１７年より「出産ケア政策会議」[56]という団体が、〝ママのね（ママがママになっていくための根っこ）〟を育てるために、助産師による妊産婦への継続ケアが重要と考え、「Ｍｙ助産師」を制度化するための活動を行っています。「Ｍｙ助産師」とは、「リスクの程度や出産場所に関わらず、妊娠初期から出産、産後にわたって妊産婦さんに伴走し、妊産婦さんのニーズに合わせて継続的なケアを提供する助産師」です。助産所はリスクのある妊産婦の分娩を扱うことはできませんから、全ての妊産婦に助産師が寄り添うためには「Ｍｙ助産師」制度の確立も重要でしょう。

第5節　コロナ禍での出産選択への期待

本書では、「プライベート出産」という極一部の人たちが選択する出産体験の聴き取りをもとに、日本の出産環境の諸問題と課題を提示しました。

私が体験者にインタビューを行ったのは２０１５年～２０１６年です。５年も経過しているので出産環境の変化により、プライベート出産は、動機や体験内容も変化しているかもしれません。しかし、少なくとも、年々、そして刻々と助産所は衰退していますので、その影響は否めないと推察しています。

そんな中、新型コロナウイルスが出現しました。今、一般的な（99%以上の）病産院の出産では、妊産婦の健康、特に心理面にさまざまな弊害が生じています。

コロナ禍で、「助産所」や、「自宅・その他」の場所での出産が増えているという噂を耳にします。しかしそれが真実かどうかは、データが公表されるまでわかりませんが、私はこれを機に、出産は病産院でするものという現代の常識が見直されることを願っています。

そして、これから出産する人たちには、どうか、自分には産む力が子どもには生まれる力が備わっていることを信じ、自分の意志で出産場所をそして立会い者を選択し、出産していただきたい。そして、「女に生まれて良かった」と思えるほどに幸せな「私のお産」を体験してほしいと願っています。

皆様ご自身と生まれてくる子どもたちのために。そして社会のために。

おわりに

おわりに

どのような出産を選択するかは人生そのものです。そして、出産体験はその後の人生に影響します。

私自身も、3回の出産が人生（特に助産師人生）に大きな変革をもたらす体験となっています。どの出産も原体験として深層にあり、人生を導いてくれています。そして、この3回の出産体験（子どもたちの誕生）がなかったら、プライベート出産の研究に着手することはできなかったでしょう。

私が助産師（婦）の資格を取ったのは1984年です。実習で助産所に行きましたが、院長先生は高齢で、ほとんど分娩は扱っておらず、「助産所は古い」という印象を植え付けられました。診療所の実習はなく、働くにせよ出産するにせよ、病院以外の選択はないものと認識することになりました。

そして、病院に就職し、第1子の出産には勤務先の病院を選びました。妊娠6か月から切迫流早産で入退院を繰り返しながらも、医療の恩恵を受け、正期産まで持ちこたえ出産することができました。安産でした。しかし、産後の精神状態は不安定で、特に1か月を過ぎた頃から悪化していきました。すでに実母は他界しており、相談することや、育児のサポートを受けることができない環境も影響していたとは思いますが、母親としてのわが子への感情に、根本的に違う何かを感じていました。それが何なのか、そしてなぜなのか、背中に感じる亡き母に問う毎日でした。

そこで書物を読みあさり、ある時、母乳育児を推進する、今は亡き小児科医山内逸郎先生の「出産直後から母子同室を重視する考え」に出会いました。『母乳は愛のメッセージ』[57]や『おっぱいだより集』[58]のコラムを読み、これまでの疑問が、思考ではなく本能(女性の勘)で理解できたのです。「理解できた」と言うより、「腑に落ちた」と言うほうが正しいかもしれません。〝なんだ、そんなことだったのか〟と思うと同時に、当時は、どこの病院も母子別室制で、新生児は新生児室で管理されていたので、時代によって正しいとされる医療体制が、母親の精神的健康に悪影響をおよぼすことがあると知りました。そして、きっと、私と同じように育児に悩み苦しんでいる女性は多いだろうと思いました。

第2子の出産場所は、「出産直後から24時間母子同室できるところ」を条件に探したところ、通える範囲には助産所しかないとわかりました。そんな動機から第2子の出産は助産所を選んだのですが、助産所は、まず妊婦健診から病院とは違い、院長の助産師は、私の経過が正常か異常かを診ることより、私という一人の人間と向き合ってくださいました。そして、家庭的で信頼できる助産師に温かく見守られる中での出産は、幸福感に満ち満ちた出産体験となりました。さらに、生まれてすぐからの24時間の母子同室は、わが子が可愛くて、可愛くてしかたがなく、想像以上に至福な体験となりました。そして、「子どもを産むということはこういうことなのだ」、私は自宅で生まれたため、母と離れて過ごす時間はなかったはずなので、「きっと母も私が生まれた時このような愛を感じ、そして育ててくれたはず」と思いました。本能が目覚めたようなその体験により、私は出産に対する考えが変わりました。

助産観も大きく覆されました。出産は本来自然の営みで、それを原点に出産を看ることを何より重視するようになりました。そのことが、「いのちの尊厳を護る」ことにつながると認識したからです。

そして、診療所に勤め、自然出産の推進に取り組み、一人でも多くの女性に至福の出産を体験していただけるよう助産ケアを追究しつつ、実践を重ねてきました[15、59〜62]。現在は助産師教育の中で、このことを、助産師を目指す学生たちにどう伝えるか、試行錯誤の毎日です。

プライベート出産をされた30名の皆様への、2時間あるはそれ以上にわたるインタビューにより、プライベート出産は、真剣にいのちに向き合う生き方をしている人たちが選択する出産だとわかりました。おひとり、おひとりの皆様とパートナーの方々は、真剣に1回1回の出産で母と子2人のいのちに向き合い、産み方を考えプライベート出産を選択しておられました。そして暮らしのなかで身体作りに努め、こころの準備を整え、出産に臨んでおられました。誰一人として軽率な判断でこの出産を選んだ方はおられませんでした。そして、皆様が信念を持って力強く生きておられることが印象的でした。本来の出産のありようを再確認することができました。

しかし、助産師の私は、医療者がプライベート出産を選択する人たちに対し、「危険だからやめなさい」と言うのは当然だと思っています。私自身は、できることならプライベート出産の選択は避けていただけるのが望ましいと考えています。女性たちがプライベート出産を選択せざるを得ない出産環境を問題視しているのです。

本書はプライベート出産を推奨するために著したものではありません。私の目指すところは、女性と生まれてくる子どもたちの「いのちの尊厳を護る」ために、「女性の安心安全な出産選択が保障される出産環境の構築」にあります。いかに女性たちが安心安全に自分の望む出産ができるか、それを追究し、その環境を整えていきたいのです。インタビューを重ねる中で、医療者が自分たちの価値観で彼女らを否定することが、危険をまねいていることがわかり、そのことにもどかしさを感じざるを得ません。そして、大本さん同様に、もしプライベート出産の相談を受けることがあれば、どうすれば安心安全に出産できるか、一緒に考えさせてほしいと思っています。

私は、女性が自分らしい産み方を選択するためには、プライベート出産を行った女性たちも求めているように、各地に分娩を扱う助産所が必要と考えています。けれども、この研究を通して、助産所の衰退は加速し、いよいよ危機的状況にあることがわかりました。私自身も第2子の出産後から、分娩を扱う助産所を開設したい夢を持っていました。しかし、医療法第19条をはじめとする諸事情に延々と阻まれ今日に至っています。

今、コロナ禍でさまざまな常識が覆され、社会が大きく変わろうとしています。

そして、医療崩壊が叫ばれる中、周産期医療も変化を余儀なくされているようです。妊娠・出産は本来病気ではありません。「健康な妊産婦は必ずしも医療を必要とするものではない」、その原点に立ち返り、出産を医療の管理から地域のサポートを重視する体制に転換していく時が来ているのではないでしょうか。令和の時代に、病院に集約された出産が、改めて地域へとシフトし、助産所が復活することを願っています。


私は、本書をきっかけに、これから出産する方々には、どこでどのような出産をするのが望ましいかしっかり考え「私のお産」を選択してほしいと願っています。そのために自分（あるいは夫婦）の希望を遠慮なく関係者に伝えてほしいと思います。そして、出産に関わる医療関係者の皆様には、妊産婦（あるいはその夫婦）の声（思い・考え）にしっかりと耳を傾けサポートしていただけるよう願っています。そのことが、より安全な出産環境の構築につながり、そして、明るい社会が開けていくものと信じています。

自然の営みとしての出産を護り伝えていくために、これからも皆様と共に考え、活動していくことができましたら幸いです。

本書は、２０１８年に奈良女子大学に提出した博士論文「無介助分娩の実態調査による日本の周産期医療の課題をめぐる研究」に、新たなデータと大幅な加筆修正を加え著しました。

インタビューにご協力いただきました全国の30名のプライベート出産体験者の皆様とそのご家族の皆様に、心よりお礼申し上げます。

北海道では、２名の開業助産師様と３名の保健師様にも調査にご協力いただきました。心よりお礼申し上げます。

研究活動と本書の執筆には、奈良女子大学名誉教授の松岡悦子先生から多大なるご指導とご支援を賜りました。そして、博士後期課程で出会った松岡ゼミの皆様には、共に考え、そしてたくさんのご助言をいただきました。心より感謝申し上げます。

そして、「いのちのままに産み生まれる私のお産」の喜びを教えてくれた3人の子どもたちへ〝ありがとう〟。

令和3年9月吉日

助産師　市川きみえ

文献

文献

〈引用文献〉

１）ＮＨＫ、妊娠中出産後の女性　「うつ」３倍に増加のおそれ　コロナ影響か、ＮＨＫニュース（２０２０年12月12日付）.
https://www3.nhk.or.jp/news/html/20201212/k10012760841000.html
（２０２０年12月12日アクセス）

２）厚生労働省、２０２０、e-Stat「人口動態調査　保管統計表　出生　第１表出生数、都道府県、出生の場所・出生時の立会者別」.
https://www.e-stat.go.jp/stat-search/files?page=1&toukei=00450011&tstat=000001028897（２０２０年12月27日アクセス）

３）厚生労働省、２０２０、「令和２年度の妊娠届出数の状況について」.
https://www.mhlw.go.jp/content/11920000/000709453.pdf

（２０２１年5月2日アクセス）

4）厚生労働省、平成29年（２０１７）医療施設（静態・動態）調査・病院報告の概況、p.20.
https://www.mhlw.go.jp/toukei/saikin/hw/iryosd/17/dl/09gaikyo29.pdf（２０２０年12月27日アクセス）

5）日本医事新報社、２０１７、「無痛分娩の実施率は６・１％―日本産婦人科医事調査」、８月24日.
https://www.jmedj.co.jp/journal/paper/detail.php?id=7829（２０１７年12月８日アクセス）

6）読売新聞、【独自】15人に１人「体外受精児」…18年、５万６９７９人で過去最多（２０２０年9月30日付）.
https://www.yomiuri.co.jp/medical/20200930-OYT1T50099/（２０２０年12月27日アクセス）

7）日本助産師会、妊産婦さまへ（２０２０年４月22日付）.
https://www.midwife.or.jp/covid19/covid19_ippan/20200422.html（２０２１年

8月12日アクセス).
8)鈴木智幸、古田賢、明野慶子、古田祐美、川越靖之、鮫島浩、2016、「当地域における無介助分娩希望者への対応と周産期予後についての検討」、『日本周産期・新生児医学会雑誌』52(2):661.
9)奥野春奈、中嶋友加里、町浦美智子、2010、「無介助分娩に関する情報源の実態とその問題点」、『大阪母性衛生学会雑誌』46(1):12-15.
10)松岡悦子、2014、『妊娠と出産の人類学――リプロダクションを問い直す』世界思想社、188-201.
11)Wright Glenn Amy, 2014,「A canary in the coal mine: the growing popularity of unassisted childbirth」http://www.philly.com/philly/blogs/birth-breath-death/A-canary-in-the-coal-mine-the-growing-popularity-of-unassisted-childbirth-html(2017年8月3日アクセス)
12)マーズデン・ワーグナー著、井上裕美、河合蘭監訳、2002、『WHO勧告にみる望ましい周産期ケアとその根拠』メディカ出版、27-44.

13）陣痛促進剤による被害を考える会編著、２００３、『いのちのライブラリー②陣痛促進剤あなたはどうする』さいろ社．

14）朝日新聞、無痛分娩中の事故、相次ぎ発覚　昨春から全国で6件（２０１８年３月28日付）．https://www.asahi.com/articles/ASL3V44NPL3VPLBJ00D.html（２０２０年12月27日アクセス）

15）市川きみえ、２０１４、『いのちのむすび――愛を育む豊かな出産』晃洋書房．

16）蒲原宏、１９６７、『新潟県助産婦看護婦保健婦史』（株）旭光社、１３７－１８９．

17）藤田真一、１９８２（初版１９７９）、『お産革命』朝日新聞社、16－28、65－82、１０８－１２８．

18）吉村典子、１９８５、『お産と出会う』勁草書房．

19）吉村典子、１９９２、『子どもを産む』岩波新書．

20）吉村典子編、２００１（初版１９９９）、「出産習俗にみる「産む人中心」から「助産者中心」へ――地域・自然と共生する伝統型出産の再発見と現状への提言――」、

『出産前後の環境――からだ・文化・近代医療』昭和堂、80－113.
21）松岡悦子、1997（初版1985）、『出産の文化人類学――儀礼と産婆［増補改訂版］』海鳴社、41－87.
22）畠山富而編著、1992、『地域保健から見た岩手県の母子保健の歩み――第3巻母子保健活動の進展と母子衛生』川嶋印刷株式会社、83－95.
23）安井眞奈美、2013、『出産環境の民俗学――〈第3次お産革命〉にむけて』昭和堂、144－152.
24）加瀬芳夫、1972、「茨城県下に於ける無介助分娩に関する実態調査」、『北関東医学』22（5）：309－314.
25）橋本勢津、1972、「死亡正規偏差解析からみた岩手県の周産期死亡」、畠山富而編著、1992、『地域保健から見た岩手県の母子保健の歩み――第3巻母子保健活動の進展と母子衛生』川嶋印刷株式会社、193－206.
26）三宅はつえ、2000、「開業助産婦日記その7by三宅はつえ―助産師が求める安全な「自宅出産」「水中出産」―」、『やさしいお産をめざす情報紙REBORN〈保存版〉』REBORNI：384.

27）岡本喜代子、2017、「平成の助産師革命　第5章　本会の最近20年間の発展」、『公益財団法人日本助産師会機関紙助産師』日本助産師会出版、71（2）：58－66．
28）日本助産師会、2010、「警告!!専門家が立会わない無介助分娩は危険です」．http://www.midwife.or.jp/pdf/caution_withoutmw.pdf（2015年8月1日アクセス）
29）厚生労働省、2020、e-Stat「人口動態調査　上巻　出生　第4．1表 年次別にみた出生数・率（人口千対）・出生性比及び合計特殊出生率」．https://www.e-stat.go.jp/stat-search/files?page=1&query=%E5%90%88%E8%A8%88%E7%89%B9%E6%AE%8A%E5%87%BA%E7%94%9F%E7%8E%87&layout=dataset&stat_infid=000031502295（2021年3月12日アクセス）
30）さかのまこと、2010（初版第1刷2002）、『あなたにもできる自然出産──夫婦で読むお産の知識』本の泉社．
31）橋本知亜季著、1994、『自然に産みたい──5人の子供を自宅出産した記録』地湧社．
32）ジャネット・バラスカス著、佐藤由美子、きくちさかえ訳、1996（1993

初版)、『ニュー・アクティブ・バース』現代書館、23−24.
33) ミシェル・オダン著、久靖男監訳、佐藤由美子、きくちさかえ訳、2002(初版1991)、『バース・リボーン——よみがえる出産』現代書館.
34) 大野明子、2004(初版1999)、『分娩台よ、さようなら——あたりまえに産んで、あたりまえに育てたい』メディカ出版.
35) 日本助産師会 助産所部会役員会、安全対策委員会、安全対策室編集、2006(初版2004)、『助産所業務ガイドライン』社団法人日本助産師会.
36) 厚生労働省、2007、「医療法改正の概要(平成18年6月公布、平成19年4月施行)」、14.
http://www.mhlw.go.jp/shingi/2007/11/dl/s1105-2b.pdf(2016年1月16日アクセス)
37) 日本産婦人科学会/日本産婦人科医会編集・監修、2020、『産婦人科診療ガイドライン——産科編2020』日本産科婦人科学会、X、147−150.
38) 戸田律子訳、2001(初版1997)、『WHOの59か条 お産のケア実践ガイド』農文協、37−40.

39）日本助産師会 助産業務ガイドライン改定特別委員会編集・監修、２０１９、『助産業務ガイドライン２０１９』日本助産師会出版．
40）日本助産師会、２０１５、「無介助分娩の対応について」．https://www.midwife.or.jp/user/news/37/7-r25ur6lek-dp_9g-_ac_81ga6-3ch8.pdf（２０２１年1月23日アクセス）
41）厚生労働省 社会保障審議会児童部会児童虐待等要保護事例の検証に関する専門委員会、２０１１、「子ども虐待による死亡事故事例等の検証結果等について（第7次報告）の概要」．http://www.mhlw.go.jp/bunya/kodomo/dv37/dl/7-1.pdf（２０１７年12月30日アクセス）
42）吉村典子編、２００１（初版１９９９）、「序章」、『出産前後の環境――からだ・文化・近代医療』昭和堂、10－12．
43）佐々木美智子、２０１６、『「産む性」と現代社会――お産環境をめぐる民俗学』岩田書院、１５３．
44）ミシェル・オダン著、大野明子訳、２０００（初版１９９５）、『プライマル・へルス――健康の起源 お産にかかわるすべての人へ』メディカ出版、87－109、118－121．
45）A・Hマスロー著、上田吉一訳、2006（初版1973）、『人間性の最高価値』誠信書房、199－211．
46）飯田俊彦、2012、『アクティブバース・サイエンス――現代自然分娩のすすめ』メディカ出版、228．
47）根岸憲子、2015、「生老病死・お産難民①分娩休止 過疎に拍車」、『北海道新聞』10月15日朝刊、1．
48）NHK、東京都の人口5か月連続減少 コロナ影響で23区からの移住増か（2020年12月25日付）．
https://www3.nhk.or.jp/news/html/20201225/k10012785211000.html（2020年12月27日アクセス）
49）厚生労働省、総務省、文部科学省、2005、「小児科・産科における医療資源の集約化・重点化について」．
http://www.mhlw.go.jp/file/05-Shingikai-10801000-Iseikyoku-

Soumuka/0000101484.pdf （２０１７年8月15日アクセス）
50）中山まき子、２０１５、『出産施設はなぜ疲弊したのか——日母産科看護学院・医療法改定・厚生諸政策のあゆみ』日本評論社、３４３-３４５.
51）岡本喜代子、武田智子、２０１２、「助産所と嘱託医・嘱託医療機関との連携に関する実態調査とその評価に関する研究」、『日本助産師会機関紙助産師』日本助産師会出版、66（３）：32-39.
52）厚生労働省医政局長、２０１７、「医療法名等の一部を改正する法律」の交付について（通知）.
https://www.mhlw.go.jp/web/t_doc?dataId=00tc2716&dataType=1&pageNo=1
（２０２１年8月12日アクセス）.
53）日高紗由美、松永真里江、宮ノ下洋美、丸谷美紀、２０１９、「屋久島における無介助分娩の現状と支援方向に関する一考察」、『保健師ジャーナル』75（３）：２４６-２５３.

54）ＢＢＣ ＮＥＷＳ、Labour wards not for straightforward births' says NICE（２０１４年5月13日付）.
http://www.bbc.com/news/health-27373543 （２０１７年12月23日アクセス）
55）分娩期ケアガイドライン翻訳チーム訳、２０２１、『ＷＨＯ推奨　ポジティブな出産体験のための分娩期ケア』医学書院.
56）出産ケア政策会議、２０１７、「ママのねｍａｍａｎｏｎｅ」.
https://mamanone.jp/ （２０２１年5月2日アクセス）
57）山内逸郎、１９９５（初版１９８４）、『母乳は愛のメッセージ』、山陽新聞社.
58）母乳育児サークル編、２００３（初版１９８６）、『おっぱいだより集——はげましあって楽しい母乳育児』メディカ出版、２７７－３２２.
59）市川きみえ、１９９７、特集 先駆的産科ケア活動「母と子主体の自然出産への取り組み—正木産婦人科のケアの実践—」、『助産婦雑誌』51（６）：41－45.
60）市川きみえ、鎌田次郎、２００９、「豊かな出産体験をもたらす助産とは—出産体験尺度（CBE-scale）による調査—」、『母性衛生』50（１）：79－87.

61）市川きみえ、鎌田次郎、２０１０、「フリースタイル出産と会陰切開回避が出産時の心理体験と母乳哺育に及ぼす影響」、『助産雑誌』64（5）：４３４－４４１.
62）市川きみえ、２０１４、特集 助産ケアって、やっぱりすごい！「豊かな出産体験をもたらす助産ケア再考─出産体験の量的・質的調査による見解─」、『助産雑誌』68（3）：２１０－２１３.

本書に関係する発表済の論文と学会発表は、左記の通りです。

[学術論文]

市川きみえ、2017、「北海道における無介助分娩の現状」、『母性衛生』57(4):760-768.

市川きみえ、2017、「現代の施設化された出産環境下におけるプライベート出産の特徴―プライベート出産体験者のインタビューを基に―」、『奈良女子大学社会学論集』24:20-36.

市川きみえ、2017、「「プライベート出産」体験者の医療との接点」、『人体科学』26(1):1-12.

市川きみえ、2018、「無介助分娩の実態調査による日本の周産期医療政策の課題をめぐる研究」、博士学位論文(奈良女子大学)

市川きみえ、2019、「無介助分娩の歴史的変遷」、『統合人間学研究』2:52-67.

[学会発表]

市川きみえ、２０１６、「プライベート出産を選択する動機となるもの」、第1回統合人間学会
市川きみえ、２０１６、「プライベート出産を選択する生き方」、人体科学会第26回大会
市川きみえ、２０１９、「女性の出産選択はいかに保障されるのか―「プライベート出産」の実態調査からみえた助産所の衰退―」、人体科学会第29回大会
市川きみえ、２０２０、「プライベート出産の動機からみえた助産所の衰退と政策課題」、第76回日本助産師学会

著者紹介

市川きみえ（いちかわ きみえ）

助産師。清泉女学院大学大学院看護学研究科・助産学専攻科・看護学部看護学科 准教授。

1984年大阪市立助産婦学院卒業。大阪市立母子センター勤務の後、医療法人正木産婦人科にて自然出産・母乳育児推進に取り組み、2011年より助産師教育・看護師教育に携わっている。2010年立命館大学大学院応用人間科学研究科修士課程修了 修士（人間科学）。2018年奈良女子大学大学院人間文化研究科博士後期課程修了 博士(社会科学)。2021年より現職。

著書に『いのちのむすび――愛を育む豊かな出産』（晃洋書房）がある。

イラスト：松本松子

私《わたし》のお産《さん》 いのちのままに産《う》む・生《う》まれる

2021年9月15日　第1刷発行

著　者　　市川きみえ
発行人　　久保田貴幸

発行元　　株式会社 幻冬舎メディアコンサルティング
〒151-0051　東京都渋谷区千駄ヶ谷4-9-7
電話　03-5411-6440（編集）

発売元　　株式会社 幻冬舎
〒151-0051　東京都渋谷区千駄ヶ谷4-9-7
電話　03-5411-6222（営業）

印刷・製本　中央精版印刷株式会社
装　丁　　田口美希

検印廃止

ISBN 978-4-344-93568-6 C0095
幻冬舎メディアコンサルティングHP
http://www.gentosha-mc.com/